# ENERGIA Y AUTOCURACIÓN

Técnicas Chinas para la salud

*"Doctrina secreta de Bodhidharma"*

# INDICE

**CAPITULO I**

Medicina tradicional china ........................................................

**CAPITULO II**

Chi Kung y salud ........................................................

**CAPITULO III**

Tai Chi Chuan y salud ........................................................

**CAPITULO IV**

Práctica del I Chuan para prevención
Y                                    cura                                    de
enfermedades ........................................................

**CAPITULO V**

Ta Mo Mi Kung
- Doctrina secreta de Bodhidharma -........................................

Láminas ........................................................

**CAPITULO VI**

A Mo Ming Show I chir Ching
Tratado de la mano radiante y un dedo ...........................

**CAPITULLO VII**

A Mo Ching She Chuan - Tratado de
Digitopuntura en diez capítulos ...........................................
Epílogo ........................................................
Índice por enfermedades ........................................................

# CAPITULO I

## *Medicina Tradicional China*

# ESCUELAS FILOSOFICAS CHINAS

En China existen tres escuelas principales de filosofía y de vida: ROU CHIA (Confucio), FO CHIA (Buda) y TAO CHIA (Taoísmo).

## ROU CHIA

Confucio habla del JEN: Benevolencia y caridad, justicia, influencia benéfica, bondad y misericordia.
También dice que el hombre nace bueno y con las cinco virtudes inscriptas en su corazón. Pero que luego las pierde por dejadez. Todo está en el corazón del hombre.

## FO CHIA

El budismo habla de redimir y enseñar para cambiar la conducta errada con el ejemplo y el trabajo personal. Da importancia a conmover y emocionar a la persona para mejorarla.

# TAO CHIA

El Taoísmo sugiere que el hombre sea espontàneo y na-tural, sin leyes ni imposiciones. Es el WU WEI (No acción), o acción que se adapta al TAO (Principio del universo).

En la escuela confuciana no se busca el apoyo externo, sinó que se propende al descubrimiento y al desarrollo del ser divino interior. Confianza en el propio corazón, en las virtudes morales y en el esfuerzo de automejoramiento. No se reza a un Dios exterior, sinó que se co-noce y desarrolla el interior.

Algunas escuelas Budistas son proclives a apoyarse en un poder supremo externo (Buda Amida), en tanto los Taoístas, dejan un interior libre y natural (WU WEI) para conectarse sin esfuerzo con el principio Universal (TAO).

# MEDICINA
# TRADICIONAL CHINA

Nacida hace cincomil años, se difundió cuatromil años después por muchos países. En la década del sesenta, se inició una verdadera ola de entusiasmo para su estudio que aún continúa en ascenso.

Una encuesta realizada en Japón en 1982, demostró que el cuarenta por ciento de los médicos de medicina occidental, practicaba alguna de las ramas de la medicina tradicional y que un veinte por ciento más, estaba estudiando para hacerlo.

Algunos estados de USA, propenden a la aplicación, enseñanza e investigación científica de esta medicina, y han instituido títulos de maestría y doctorado en estudio.

Aunque la China de hoy entiende en todos los niveles, que la mejor medicina es aquella que combina elementos de la occidental con la tradicional, sólo puede cubrir un veinte por ciento de la demanda de esta última. Todavía son pocos los servicios y los médicos que dedican sus esfuerzos a esta especialización.

De las distintas ramas de la medicina tradicional china; Acupuntura, masajes, herbología y dieta, el CHI KUNG es probablemente el que más llame la atención en el plano internacional.

Se calcula que en China lo practican cinco millones de personas. En USA se lo llama *Terapia de relajación*, y el número estimativo de sus adeptos es de cienmil. En japón es muy popular. Existen diversos lugares para practicarlo así como institutos para su investigación.

Es de destacar el apoyo que desde 1977, la Organización Mundial de la Salud ha brindado a la medicina tradicional china en lo que hacen en especial a su difusión. Por otra parte, ha admitido que la acupuntura es una nueva disciplina médica mundial.

En la década del cincuenta, los rusos fueron a China para aprender acupuntura. Posteriormente desarrollaron la singular *Terapia del reflejo*, en el mundialmente famoso Instituto Central de Investigación de la *Terapia del reflejo* de Moscú. cuya base fue el instituto de Investigación de *las terapias del reflejo de Moscú* condicionado de Pávlov. Por otra parte y a partir de ahí los rusos, mediante la fotografía Kirlian utilizada para evidenciar el aura de los seres vivos, procedieron a demostrar objetivamente el transcurrir de los meridianos chinos. De sus observaciones, se comprobó en la práctica lo que los chinos afirmaban teóricamente cincomil años antes.

Francia, Alemania Federal y Gran Bretaña, han logrado éxitos con la aplicación de la acupuntura y de la farmacología tradicional china.

## APLICACIÓN COMBINADA DE LA MEDICINA OCCIDENTAL (MO), Y LA MEDICINA TRADICIONAL CHINA (MTCh)

En el pasado, se consideraba que sólo la MO era perfecta y científica, en tanto que la MTCh, era atrasada, poco aceptable y no científica. En la actualidad se considera que:

1. Tanto la MO como la MTch, son ciencias que garantizan la salud, y curan las enfermedades.

2. Ambas pueden aplicarse en forma simultánea o alternativa en un mismo paciente, con resultados más satisfactorios que si sólo una de ellas fuera usada.

3. Cada una de ellas tiene sus propias características, indicaciones, contraindicaciones, defectos y limitaciones.

El cambio, el conocimiento tiene su origen en la práctica. Ahí la gente ha reconocido que la MO no es perfecta. En especial, ante un grupo de enfermedades contemporáneas que amenazan seriamente la humanidad tales como: Cáncer, enfermedades cardiovasculares, encefálicas, renales, colagenopatías, patología inmunitaria, hepáticas y el llamativo SIDA.

Por otra parte, el abuso de los medicamentos químicos con sus considerables efectos secundarios y la indiscriminada importancia dada por la MO moderna a los exámenes complementarios de laboratorio, subestimando el fortalecimiento de la resistencia corporal del enfermo, actúan en detrimento de sus resultados.

La MTCh, y recientemente la antroposófica de Rudolf Steiner, subrayan que la enfermedad no es simplemente un cambio patológico en alguna parte del cuerpo, sinó que se trata del resultado del desequilibrio de todo el organismo, tanto en el plano físico como en el espiritual. De ahí que la terapéutica va dirigida al reestablecimiento del equilibrio general perdido.

Los medicamentos tradicionales chinos que se usan desde hace más de dosmil años, no tienen efectos secun-darios. Está harto comprobada la eficacia y la seguridad de la acupuntura, el masaje, el tratamiento de las fracturas y los ejercicios respiratorios.

La MTCh basa su filosofía en el equilibrio dinámico global, como un todo del cuerpo humano y el ambiente relacionado con él, así como también en que las distintas partes integrantes del cuerpo son inseparables. Abarca la relación del hombre con su microcosmos (entorno familiar social), y su macrocosmos (universo naturaleza).

Queda ahí definido que la Medicina Tradicional China, es la expresión más acabada de la Medicina Holística, que dice que: "El todo supera la suma de las partes".

Cuando en las interrelaciones del hombre con su entorno hay equilibrio, es sano. Cuando éste se rompe se produce la enfermedad.

# CAPITULO II

## *Chi Kung y salud*

### CHI KUNG

**CHI: Energía    KUNG: Adiestramiento**
Técnica respiratoria tradicional, destinada al entrenamiento de la energía vital.

Rama de la medicina Tradicional China.

Es una forma del KUNG FU, destinada a la conservación de la salud. Tiene más de tresmil años de existencia.

La medicina actual considera a la energía vital como la resistencia a las enfermedades y a la capacidad del individuo de adaptarse al medio ambiente.

Existen dos tipos de CHI KUNG; El duro y el suave. El primero, también llamado WUSHU CHI KUNG, consiste en una serie de ejercicios mediante los cuales los practicantes, adquieren súperdestrezas tales como: Soportar pesos de varias toneladas, partir barras de hierro con las manos, etc.

El suave se divide en dos tipos:

1. *Chi king individual:* Sirve para el fortalecimiento de la salud, y la cura de enfermedad del propio practicante.

2. *Chi Kung terapéutico:* Tratamiento médico instituído por médicos tradicionales chinos, especializados en CHI KUNG para la cura de enfermedades, en especial, las crónicas.

Antes de iniciar el tratamiento, el médico regula su respiración para conducir el CHI hacia la palma de una de sus manos. Acerca la misma a ciertos puntos claves del paciente (coincidentes con los de acupuntura).Suelta sobre ellos el Chi, completando de esa manera el tratamiento. El paciente siente en ese momento tumefacción y calor en la parte afectada.

investigaciones realizadas con aparatos de medición modernos, han determinado que el Chi que sale por las manos de estos médicos, es una radiación infrarroja regulada por las variaciones de las bajas frecuencias.

A partir de ahí, se han fabricado instrumentos emisores del mismo tipo de radiación y dado el escaso número de médicos de Chi Kung, se están utilizando ampliamente en toda China.

## CHI KUNG INDIVIDUAL

Es de gran importancia en el fortalecimiento de la salud y en la prevención y cura de las enfermedades. Se benefician pacientes con todo tipo de neurosis, ulceras gastroduodenales, enfermedades cardíaco coronarias, hipertensión arterial, enfermedades respiratorias y en general todas aquellas patologías relacionadas con el stréss.

Existen variados y múltiples tipos de CHI KUNG que puedan besarse en tres métodos. CHI KUNG de reposo, de movimiento, y de reposo y movimiento.

Todos requieren del ejecutante que regule su respiración, relaje completamente su cerebro, y concentre toda la atención.

## VARIEDADES DE CHI KUNG

Las dos más corrientes son:

1. CHAN CHUON KUNG, que literalmente significa *técnica de la estaca.*

El ejecutante está parado con ambos pies paralelos del ancho de los hombros, y sus rodillas ligeramente flexionadas. Ojos cerrados. Cabeza como si pendiera de un hilo. Manos y brazos levantados por delante como si se "abrazara a un árbol".

Este ejercicio respiratorio sirve para mantener una quietud absoluta. Inhibir, regular, equilibrar el sistema nervioso central, reforzar la circulación sanguínea, y mejorar el proceso de metabolismo.

2. JEU CHUON KUNG, , se trata de un ejercicio respiratorio muy antiguo, que combina los movimientos exte-riores con la tranquilidad interior. Los movimientos externos pueden ,por ejemplo, imitar las diferentes fa-cciones de la grulla.

### EJERCICIOS RESPIRATORIOS. METODO

Su uso es aconsejable en circunstancias especiales:

1. Para mantener una actitud optimista. Los métodos tradicionales chinos dicen que la tristeza, la inquietud y el enojo, pueden herir el corazón, y una vez que esto ha sucedido, todas las entrañas se verán afectadas.

2. Para obtener un perfecto estado de salud física, desde solucionar una simple obstrucción nasal, hasta superar las más diversas molestias abdominales, cansancio anímico, y aún dolores de cualquier origen y localización.

3) Para dormir bien. Su obtención es segura ya que lleva al cerebro a la tranquilidad completa.

Cualquiera sea el método que se ha de utilizar, insistimos una vez más, se requiere:

*Regular la respiración*

*Correcta posición física*

*Funciones anímicas equilibradas*

#### 1. Regular la respiración

En general debe ser abdominal profunda baja. Activa los movimientos peristálticos gastrointestinales lo que mejora ostensiblemente la digestión.

#### 2. Posturas física correcta

Sentado, parado o acostado, el cuerpo se encuentra en estado de bajo metabolismo, por lo que se reduce el gasto de chi o energía vital.

### 3. funciones anímicas equilibradas

Cuando el practicante alcanza la tranquilidad profunda y concentra su atención en el hipogastrio (Tan Tien, dos traveses de dedo debajo del ombligo), ejerce una influencia benéfica sobre el sistema nervioso central y a través vez de ello, vigoriza todos los órganos.

Si estamos tensos, nerviosos, enojados o preocupados, los capilares sanguíneos se contraen haciéndose angostos e impidiendo la libre circulación de la sangre. En este estado el ciclo respiratorio total no puede ser completo, pues depende estrechamente del flujo sanguíneo para que el intercambio gaseoso se haga adecuadamente a nivel celular.

Un párrafo aparte merece la prevención y tratamiento del cáncer mediante el CHI KUNG. Varios autores han publicado diversos libros sobre sus investigaciones en este campo. Todavía los resultados no son de significación para sacar conclusiones definitivas.

### METODO

Se deben obtener las tres coordinaciones:

A)   Coordinación corporal. Referida a la postura durante su realización

B)  Coordinación respiratoria.

C) Coordinación mental. Básicamente significa pensar en lo que se está haciendo.

### A) COORDINACIÓN CORPORAL

#### Postura decúbito lateral (acostada laterales)

Cabeza reclinada sobre la almohada. Espina dorsal un poco arqueada. La mano de abajo colocada sobre la almohada con la palma hacia arriba. Excluyendo el pulgar, doblar ligeramente los cuatro dedos restantes. La mano de arriba con dedos extendidos y separados se apoya sobre la cara lateral del glúteo. La pierna de abajo se mantiene derecha. Mientras se flexiona sobre ella la de arriba en un ángulo de 120 º. Cerrar los ojos.

### Postura decúbito dorsal (boca arriba)
Torso recto. Mentón un poco en el pecho. Piernas de-rechas, naturalmente. Talones juntos y las puntas de los pies separadas. Los dos brazos extendidos a cada lado del cuerpo. Manos con palmas hacia abajo o adentro, con los diez dedos separados. Cerrar los ojos.

### Postura decúbito dorsal con almohada
Igual pero con almohada cuidando, que no quede espacio entre ella y los hombros.

### Sentado
Sobre un taburete, mantener el torso recto (si es silla, no apoyar en el respaldo). Hombros relajados. No sacar pecho. Cabeza como si pendiera de un hilo. Las palmas de las manos hacia abajo apoyadas en ambas rodillas. Los pies bien contactados al piso con rodillas en ángulo recto, y separados a una distancia igual que el ancho de los hombros . Cerrar los ojos.

### Parado
El torso derecho. Ambos pies paralelos del ancho de hombros apoyan como agarrándose el piso firmemente. Rodillas ligeramente flexionadas. Hombros relajados. Cabeza derecha como si pendiera de un hilo. Manos y brazos levantados delante del pecho, como abrazando una bola o un árbol. Ojos cerrados.

## B) COORDINACION RESPIRATORIA
Es por todos conocido que una respiración agitada se corresponde con un estado de ánimo ansioso o violento, mientras que una respiración lenta y profunda es expresión de un estado interior de calma y placidez.

El ritmo, la profundidad y la intensidad de los movimientos respiratorios son los signos indirectos, pero siempre presentes, de las características de nuestro mundo emocional.

Es de destacar que estas técnicas respiratorias, no se refieren sólo al control de ritmo y la frecuencia, sino muy especialmente a la sobrecarga energética del organismo que por este mecanismo se obtiene.

Por otra parte, la utilización de los pulmones en forma completa, es la mejor manera de mantenerlos plenamente activos y revitalizados, sin permitir su prema-tura degeneración por defecto de función.

El incremento de la cantidad total de aire pulmonar que se moviliza con cada respiración, y la mejora en la función pulmonar de oxigenación de la sangre, aumentan consecuentemente la llegada de oxígeno a todo el organismo. Este hecho beneficia a los tejidos y células, por lo que: aumenta la resistencia corporal, disminuye la fatiga ante el esfuerzo y mejora la fisiología orgánica.

Los movimientos respiratorios amplios y profundos realizan un verdadero masaje de los pulmones, del corazón, de los órganos abdominales (mejora la digestión y la circulación de retorno) y del cerebro (en inspiración aumenta la presión intra-torácica, lo que incrementa la presión venosa y la del líquido cefalorraquídeo. En espiración el proceso se invierte por lo que las presiones bajan . Verdadero masaje cerebral.


## PRINCIPIOS GENERALES PARA LA PRACTICA RESPIRATORIA

1. El ciclo completo inspiratorio- espiratorio debe cumplirse por la nariz, salvo en algunos casos en los que se indique otra cosa.

2. Al inspirar toma la mayor cantidad de aire y al espirar, expulsar también al máximo. En todo momento evitar forzar.

3. Tanto la inspiración como la espiración se harán en la forma más lenta posible.Debe ser casi imperceptible desde afuera. Sin brusquedades, saltos o acciones espasmódicas de los pulmones.

4. La duración de la inspiración debe ser igual a la de la

espiración.

5. La mente debe estar siempre muy atenta al acto respiratorio.

6. La lengua debe estar relajada y ubicada con la punta entre la encía y los dientes superiores.

## RESPIRACIONES BÁSICAS

### A) Respiración clavicular

El aire se dirige a los hombros (clavículas). Al inspirar la parte más alta del tórax, los hombros y las clavículas se abren. Al espirar vuelven a su posición.

### B) Respiración media o intercostal

El aire se dirige hacia la parte media o región costal. Al inspirar el pecho y las costillas se hinchan y dilatan. Al expirar vuelven a su posición .

### C) Respiración abdominal.

1. Natural o directa. El aire se dirige hacia el abdomen. Al inspirar el abdomen, en especial el inferior, se hincha. Al expirar vuelve a su posición normal.

2. Inversa. Al inspirar el abdomen, especialmente el inferior o hipogastrio, se contrae. Al expirar se hincha.

Lo más aconsejable es realizar la respiración completa. En ella el aire va primero a la región abdominal, luego a la media torácica y por último sin interrupción a la clavicular. Conviene hacer la espiración en sentido inverso.

### D) COORDINACION MENTAL O METODOS PARA CONCENTRAR LA ATENCION

En general se debe estar relajado y alegre.

Existen varios métodos:

1. concentrar la atención en el punto de TAN TIEN ubicado a dos traveses de dedo por debajo y adentro del ombligo. Ahí se localiza nuestro "acumulador" o sea dónde está almacenada la energía vital. "La conciencia debe dirigir la respiración".Después de un tiempo de práctica se siente calor

en ese lugar.

2. Cuando muchas ideas cruzan por la mente, se puede usar el método de repetir consignas mentalmente, por ejemplo: Al inspirar decir "me cargo de buena energía" y al espirar "Desaparecen todas mis enfermedades"

3. Contar las veces que se respira o mejor aún solamente las espiraciones. Repetir al llegar a 10.

4. Pensar en un solo tema que sea alegre.

Cualquiera de estos lleva al cerebro a la tranquilidad. Es muy interesante el proceso en el que el cerebro entra en paz. Es de destacar que los ejercicios compensan la pérdida de energía que se produce por el insomnio.

## TIEMPO DE PRACTICA

Para el fortalecimiento de la salud, son aconsejables dos sesiones diarias de treinta minutos cada una. Para el tratamiento y la cura de enfermedades:, cinco a seis sesiones diarias de una hora.

## TEORIAS Y ETAPAS EN LAPRACTICA DEL CHI KUNG
I=Pensamiento
CHUNG CHIN=Sembrar cultivar.
SHI WONG= Esperanza,deseo.
SHENG CHANG= Crecer,germinar.

Estas son las etapas de la acción voluntaria. Mediante el pensamiento se siembra, se cultiva y nutre el CHI, la energía, que se hace circular por los meridianos y puntos principales. Pero esto es solamente una etapa preliminar al verdadero desarrollo del ser.

Cuando plantamos una semilla, la cuidamos y regamos, por más deseo consciente que se tenga, no se consigue acelerar su desarrollo. No se puede hacer que crezca más rápido.La planta obedece a sus propias leyes interiores.

El desarrollo y crecimiento del ser humano es similar. Mediante el CHI KUNG podemos regar, nutrir y cultivar hasta un cierto límite de esta acción intencional. Se a-rriba al momento del:

## WU WEI= Inacción, acción espontánea
" Sin hacer nada, nada queda por hacer " (Lao Tse)

Luego del WUWEI, de este no hacer espontaneo, la persona se convierte en:

**YOU WEI= Capaz de grandes cosas. Productiva y creativa.**

*" Un pescador común pesca con anzuelo curvo.Un pescador luego de años de WU WEI será capaz de pescar con anzuelo recto y sacará el pez más valioso"*

Se comienza con:

**YOU HSING: Material sensible**

**YOU I: Expresamente, con intención, deseo. expreso**

y se pasa a:

**WU HSING: Invisible , inmaterial**

**WU I: Inadvertidamente,espontaneo**

Muchas practicas taoistas están inspiradas por dos animales:

La grulla: vacío quietud, gracia al volar

La tortuga: longevidad

Pero vivimos en el mundo en grandes ciudades en las que hay trabajo, preocupaciones, padres, esposa, hijos etcétera. Solos en la montaña se puede vivir en perfecto WU WEI, WU HSING y WU I, pero en la ciudad la persona experimentará alguna de:

**CHI CHIN LIU I= Las siete pasiones.**

Gozo, cólera, tristeza,miedo, amor,odio, deseo.

Mediante CHI KUNG y el I CHUAN se obtiene energía, vida, espíritu, que luego es gastado por alguna de las siete pasiones. Sin ellas es difícil vivir, pero si se convierten en extremas nos pueden llevar a la muerte.

Debemos buscar el:

**TIAO TIE:= Armonizar,ajustar,equilibrar**

O sea, realizar un balance entre la acumulación y el gasto y que nunca el segundo supere al primero.

Para aquellos que suponen o prejuzgan que desarrollar el WUWEI les resultará imposible, es importante que tenga presentes las enseñanzas de LAO TSE (capítulo 64 ):

*"Un árbol corpulento, con un tronco de gran diámetro*

*que dos personas no pueden rodear con sus brazos, se desarrolló y creció a partir de una pequeña semilla.*

*"Una torre muy alta de nueve escaleras, comenzó con la primer palada de tierra"*

*"Un largo camino de mil kilómetros, comienza bajo tus pies"*

# CAPÍTULO III

## *Tai Chi Chuan y salud*

### TAI CHI CHUAN Y SALUD

El Tai Chi Chuan es una disciplina proveniente del Wu shu (arte marcial chino) de gran importancia en la prevención y cura de enfermedades. Muy especialmente de las crónicas, como por ejemplo: Hipertensión arterial, enfermedades cardíacas, vasculares (principal causa de muerte en Occidente), reumáticas, nerviosas, tuberculosis, pulmonar, ulceras gastroduodenales y todas las psicosomáticas. Al eliminar el stréss, permite controlar todas las patologías que él provoca.

Aunque en el pasado inmediato se menospreciaban los tratamientos a partir de la Cultura física curativa, en China se aplican desde hace mucho tiempo, con una marcada revalorización y resurgimiento en la actualidad.

En el Huang Ti Nei Ching (Canon de la Medicina), una obra clásica china, se lee: "Muchas enfermedades se originan en los resfríos e inflamaciones, por eso lo más conveniente es practicar ejercicios deportivos en lugar de tratarse con medicamentos".

Hace más de mil ochocientos años el célebre cirujano Hua Tuo, redactó una obra sobre un método de gimnasia titulada "juego de cinco animales". En ella establecía que: "cuando el cuerpo se mueve frecuentemente, la respiración se normaliza y se da impulso adecuado a la circulación de la sangre, de modo que se previenen las enfermedades. El hombre es como las bisagras de una puerta: Si se abren y cierran con frecuencia, no se oxidan"

Esto va demostrando la importancia del Tai Chi Chuan que, a diferencia de otras gimnasias o deportes clásicos, produce.

1. Civilización de articulaciones y grupos musculares.
2. Respiración profunda y regular.
3. Desplazamiento diafragmático.
4. Concentración máxima de la atención con el consiguiente beneficio del sistema nervioso central.
5. Mejoramiento general de otros órganos y sistemas.

Occidente realiza un verdadero culto de lo intelectual, sin importarle lo físico o emocional, o bien sólo de lo corporal, propendiendo a un exagerado y narcisista desarrollo muscular. Es así como algunas personas reconocen la necesidad de realizar alguna actividad física y determinan "un tiempo para lo físico y un tiempo para lo mental" para así continuar tan escondidos como antes.

En Oriente, a través del Tai Chi Chuan se indica un camino para la integración armoniosa del cuerpo, las emociones y la mente. Esta verdadera concepción holística se completa cuando a través del movimiento rítmico, armónico, circular y sereno, el individuo se incorpora al ritmo universal cósmico que provoca los cambios y las estaciones en el mundo.

Al adaptarse al principio (Tao), se mejora la salud corporal otorgando una mayor calidad de vida, a la longevidad que se obtiene.

La práctica del Tai Chi, da un carácter estable y apacible, ofreciendo una serena energía para enfrentar los problemas cotidianos.

Para la filosofía taoísta, la vida se pone en movimiento con la interacción constante del Yin y el Yang . Así dicen "Nada hay sin su opuesto". Macho y hembra, activo y receptivo, día y noche, bien y mal, salud y enfermedad. Equilibrio entre opuestos que en realidad son complementarios.

Hace miles de años Lao Tse denominó Tao al principio universal que regula todo. Unidad que en su proceso de manifestación da lugar al yin y al yang. Es el principio de orden que existe en todo el movimiento de transformación constante que se mueve a nuestro alrededor. Mo-vimiento al unísono de fuerzas semejantes y opuestas que producen el fluir de la energía; el continuo CHI que es la vida misma, Los maestros dicen "Una vez ying una vez yang. He ahí el Tao."

La práctica del Taichi conviene a las personas de todas las edades, sexo, estado de salud (es una de las pocas con esta característica), ya que la cantidad de esfuerzo la regula el propio practicante de acuerdo a su mayor conveniencia.

El Tai Chi se desarrolló básicamente para cultivar la energía vital o CHI que nutre el cuerpo,y fluye constantemente por él. Para la medicina tradicional china, la enfermedad se produce cuando existen bloqueos a su libre circulación por los meridianos. El tai chi con sus mo-vimientos suaves y armónicos contribuye a:

1. Flexibilizar las articulaciones.
2. Disolver los bloqueos crónicos.
3. Restaurar el libre flujo energético.

Junto a la dieta, los masajes, la acupuntura, la herbología y el Chi Kung, el Tai Chi Chuan integra el conjunto de técnicas ofrecidas hoy por la medicina tradicional china. Oriente, en la búsqueda de mejorar los resultados y pronósticos obtenidos, combina en la actualidad esta medicina con la clásica occidental. En tanto en Occidente, los centros de salud holística han incorporado no solo el Tai Chi, sino toda la propuesta de la Medicina Tradicional China como una forma de apuntalar la decisión del individuo, de desarrollar su capacidad de responsabilizarse por su autocuración.

Los efectos benéficos del Tai Chi sobre los diversos sis-temas de la economía son:

## A) En el sistema nervioso central

Es bien sabido hoy que el sistema nervioso y en especial el cerebro, rige y controla todos los demás órganos y sis-temas.

Por medio de reacciones condicionadas y no condicio-nadas, el hombre se adapta a cualquier circunstancia, aún al cambio de ambiente.

Al iniciar la práctica del Tai Chi, es necesario concentrar la atención, o sea, se requiere concentración y no fuerza. Esto constituye un buen entrenamiento para las células cerebrales. Lo mismo sucede en los movimientos. Se precisa continuidad. Los pies, la cadera, la cintura, los brazos, las manos y los ojos, se interrelacionan en un todo armónico. Buena capacidad de equilibrio.

El cerebro trabajando, relajado pero alerta, configura una correcta vigorizacion del sistema nervioso y de su influencia sobre el resto del organismo. Es así como la práctica se tendrá una sensación de plenitud y bienestar en todo el cuerpo. Este buen estado psicológico es de primordial importancia para la salud total.

Su práctica demostró ser eficiente para producir a través de la influencia nerviosa:

1. Cambios en la química sanguínea
2. Mejoramiento de la circulación de la sangre
3. Mayor libertad en la expulsión del aire

## B) En el sistema cardiovascular

El movimiento diafragmático respiratorio asociado a la contracción-relajación de otros grupos musculares como son los del hemiabdomen inferior, pelvianos, en especial perineales, y aún los de miembros inferiores, se constituyen en un verdadero "corazón periférico", en lo que hace a la libre circulación de la sangre. Circulación que se ve fortalecida al igual que la del sistema linfático. Se reduce así, eficazmente, cualquier fenómeno de bloqueo, por ejemplo arteriosclerótico, a su nivel.

La práctica del Tai Chi demuestra que el introducir y el exhalar mayor cantidad de aire en cada ciclo respiratorio, incrementa el interjuego de presiones endotorácicas. Así es que, al aumentar la normal presión negativa dentro del tórax, ejerce una mayor aspiración de la sangre, que regresa por las venas cavas a la aurícula derecha. El trabajo del ventrículo derecho, también se ve así facilitado. La circulación coronaria es más libre y eficaz.

Aumenta la capacidad de los capilares. Refuerza el proceso de oxigenación y de reducción del anhídrido carbónico en el cuerpo. Con todo ello se mejora la nutrición del músculo cardíaco y se previenen la arterioscle-rosis y las distintas enfermedades cardíacas.

Según Pávlov, el movimiento muscular rige mejor el trabajo del corazón. Por ello, en la persona que presta más atención a sus actividades mentales que las físicas

(sedentarismo), el corazón no funciona bien. Esto explica por qué los intelectuales padecen más enfermedades cardíacas.

### C) En el sistema respiratorio

La respiración es nuestra fuente de vitalidad. A través de ella la naturaleza nos brinda el más rico Chi.

El dominio de una buena técnica respiratoria, no tiene como única meta el control y dominio del ritmo y frecuencia respiratoria, sino muy especialmente tiende a conseguir una carga energética del organismo.

El TAI CHI CHUAN exige una suave y profunda respi-ración con la atención concentrada en que el aire sea el hipogastrio (Tan Tien). Las contracciones y relajaciones del diafragma y de los músculos abdominales, además de realizar un verdadero masaje de los órganos contenidos en el abdomen, promueven una buena circulación de retomo, como ya se explicó.

Al friccionar el hígado, mejora su funcionamiento al desbloquear cualquier obstrucción circulatoria que en él se pose.

El masaje abdominal actúa favoreciendo los procesos digestivos a ese nivel y promueve la correcta evacuación intestinal.

Volviendo a la parte respiratoria, cabe agregar que la utilización de los pulmones en forma completa, es la mejor manera de mantenerlos sanos y fuertes, sin permitir su prematura degeneración por defecto de función (bronco enficema).

El aumento en la capacidad respiratoria, o sea de la cantidad de aire que se moviliza en cada ciclo respiratorio, mejora la función pulmonar de oxigenación de la sangre y en consecuencia la de todos los tejidos y órganos, lo que trae un:

1. Aumento de la resistencia corporal
2. Disminución de la fatiga y los esfuerzos
3. Mejora de la fisiología orgánica

Cuando se asocian los movimientos físicos a esta mo-vilización aérea, se ejerce un drenaje importante de las secreciones (moco) en los procesos mórbidos broncopulmonares y aún de las vías aéreas superiores. Así se mejoran estados de insuficiencia respiratoria crónica
obstructiva o restrictiva como el asma bronquial, el bronco enfisema crónico, la bronquiectasias, las atelec-tasias, las bronquitis crónicas, sinusitis, catarros y alergias nasales, rinorrea, etcétera.

### D) en el metabolismo

Muchas enfermedades de la vejez están relacionadas con la reducción del metabolismo. La arteriosclerosis es causada por una dificultad en el proceso de oxidación celular y en el aumento de los lípidos y el colesterol. La diabetes y la uremia de los ancianos, son otros ejemplos de enfermedades causantes de la muerte en este grupo etario.

En resumen, el Tai-Chi-Chuan se constituye en una gimnasia sana y terapéutica que conserva la salud y ayuda a la curación de distintas patologías. Para obtener esto, es de destacar que "en la práctica del Taichi debemos tener disciplina, perseverancia y paciencia"

# CAPÍTULO IIII

## *Práctica del I Chuan para prevención y cura de enfermedades*

### I CHUAN

Arte interno desarrollado por el maestro Wang Shiang Chai, originado en el Hshin I Chuan. El significado original de Hshin I Chuan era fuerza del movimiento del pensamiento, luego se transformó en fuerza del pensamiento- corazón.

El I Chuan es un arte más estático y su nombre significa: Fuerza del pensamiento.

Tiene dos orientaciones principales: Salud y ataque. Se pueden prevenir y curar enfermedades fortaleciendo el Chi (energía) del cuerpo, con una combinación de suavidad y tensión. Existe una forma para cada órgano.

Los principios básicos que regulan su práctica son: Conciencia de la resistencia del aire que rodea el cuerpo, comprensión por sí mismo, percepción directa.

El adversario al atacar debe encontrar el vacío y cuando retrocede desconcertado recibe la réplica exacta.

La actitud conveniente del practicante será:

Relajado pero con espíritu concentrado sin indolencia

Tensión elástica entre los pares antagónicos

Entrar en trance , éxtasis.

Penetrar en la calma , serenidad, reposo del cerebro

Ausencia de pensamiento (no compulsivo)

Imaginar a su gusto un espacio vasto, anchuroso mar, cielo sin límites. Divagar en el vacío, planear como un pájaro.

## METODO

### A)   POSICION PARADO-CHAN CHUON

CHAN:Parado.     CHUON:Estaca

Todos los ejercicios se hacen en la posición de CHAN CHUON o sea "parado con una estaca". Pies agarrados al piso, paralelo y del ancho de hombros. Rodillas ligeramente flexionadas. Pelvis hacia adelante. Columna de-recha. Pecho levemente ahuecado. Cabeza como si pen-diera de un hilo. Ojos abiertos pero relajados. En todas las circunstancias pensar que se está agarrando,  sosteniendo una pelota.

### 1)   SHI TA TZE

SHI: Levantar.     TA: Pinchar     TZE=Fa:Método

Manos hacia abajo y abiertas con los dedos como si qui-sieran " pinchar" la tierra .Los codos insinúan levantarse.

### 2)   CHUN BA

CHUN: Afuera.     BA: Adentro

Con el noventa por ciento de pensamiento y diez por ciento de fuerza en la posición de "abrazar pelota", ejercer fuerza hacia afuera y adentro.

### 3)   FU BA

FU: Bajo.        BA: Adentro

En la posición de abrazar pelotas o árbol con las palmas hacia abajo, la fuerza se ejerce abajo y adentro.

## 4)  TUI TO

TUI: Empujar.      TO: Sostener

Siempre en la posición de abrazar pelota, con las palmas hacia adentro y arriba, como si empujaran, obtuvieran y agarraran un gran globo.

## 5)  FU AN

FU: Apoyarse      AN: Empujar

Manos hacia abajo, a los lados del cuerpo, cerca de TAN TIEN, con palmas paralelos al piso. Empujar abajo como apoyándose en "tablas que flotan en agua".

## 6)  TI BA

TI: Levantar.      BA: Adentro

Brazos arman círculo con palmas hacia arriba a la altura de TAN TIEN: fuerza arriba y adentro.

## 7)  PAN FUN SHE

Un pie levemente delante del otro, inclinado hacia ade-lante con manos como si estuvieran apoyadas sobre una mesa.

Este ejercicio está indicado en trastornos gástricos y de la digestión.

## 8)  SHU SHI SHE

SHU SHI: Descansar

Apoyar muñecas en riñones con las manos abiertas como si estuvieran sosteniendo una pelota de tenis.

Para combatir el insomnio hacerlo con los ojos cerrados.

## METODOS PARA USAR EN TODOS LOS CASOS

### A)   SHUEN FA

SHUEN: Rotar.        FA: Método
Rotaciones pequeñas del cuerpo sobre el eje PAI HUE-HUE IN(Coronilla-Periné)

### YAO FA
YAO: Balanceo
Pequeño balanceo del cuerpo a la derecha e izquierda.

### B) POSICIÓN ACOSTADO

### YANG WUO

1) Acostado en decúbito dorsal. Brazos en círculo por delante. Manos como sosteniendo el techo, codos en el aire. Plantas de los pies apoyados en la cama con rodillas fle-xionadas. Cinco a diez minutos.
2) Palmas hacia adentro. Bajar codos que al alcanzar se tocan en la cama.
Cinco a diez minutos.
3) Bajar palmas hasta las proximidades de TAN TIEN, luego se apoyan en TAN TIEN. De cinco a diez minutos.
4) las Palmas siguen descendiendo hasta quedar a cada lado del cuerpo, paralelas a la cama. Al  cansarse se apoyan sobre ella . Sueño.
Este ejercicio es el  más indicado para el tratamiento del insomnio.

### C) POSICION SENTADO

1) Sentado con puntas de pie posados y talones levantados. Manos con muñecas en región renal y dedos como aga-rrando pelota. Ojos abiertos o cerrados.

2) Sentado como se describió en el capítulo II (página 25). Brazos describen círculo con palmas hacia arriba, frente a TAN TIEN. primero sin tocar muslos, luego apoyan.

## FORMA PRACTICA

### A)Insuficiente
Cuando las pulsaciones son iguales al comienzo y al final de la práctica.

### B)Mantener
Cuando al finalizar el pulso sube de veinte a treinta pulsaciones por minuto.

### C)Aumentar
Cuando músculos y huesos, al finalizar tienen un pequeño ardor (molestia de contractura). Piernas y manos sensación de hinchazón y hormigueo leves. El pulso se eleva de cinco a diez pulsaciones por minuto.

### D)Sobreentrenamiento=saturación
Intenso dolor muscular y sensación de náuseas. Cansancio durante el día. Insomnio.

### E)Retroceso
Por falta de continuidad en la práctica, se pierden los beneficios adquiridos.

## NORMAS DE CAPACIDAD CORRECTAS

Los músculos duelen (ardor) levemente. Pecho libre.
En gente débil lo mejor es subir de diez a veinte pulsaciones.

En gente medianamente sana subir de veinte a treinta pulsaciones.

En gente sana subir de treinta a cincuenta pulsaciones.

Para WUSHU (joven) lo mejor es subir de cincuenta a setenta pulsaciones.

# CAPITULO V

## TA MO MI KUNG

## *Doctrina Secreta de Bodhidarma*

### TA MO MI KUNG

"Adiestramiento secreto de Bodhidharma ".
Este tratado originado en el templo de Shaolin, tiene también otro nombre:
FO CHIA. SHENG CH´ANG SHOU SHU
FO CHIA: Morada de Buda
SHENG: Cuidar la salud. Sustentar el espíritu vital.
CH´ANG SHOU: Larga vida. Longevidad
SHU: Método. Arte

Puede entonces traducirse como:
**METODO BUDISTA PARA NUTRIR EL ESPIRITU VITAL Y ALCANZAR UNA SANA LONGEVIDAD.**

### INTRODUCCION

Tradicionalmente, los mejores métodos de adiestramiento no

fueron dados al conocimiento público y permanecieron en secreto en las escuelas taoísta, confuciana y budista. Este libro es casi desconocido aún en la propia China, y su divulgación se debe a un viejo maestro de Chi Kung, Li Tsang Chang, quien en el año 1981, a los cientoseis años de edad, lo publicó.

Li Tsang Chang fue décimo descendiente de una familia que transmitió el método de padres a hijos y cuyos integrantes alcanzaron una asombrosa longevidad. Su tata-rabuelo llegó a los cientosesenta años y su abuelo falleció a los cientoveinte.

Li Tsang Chang vivió en el noroeste de China en la región conocida antiguamente como Manchuria. En su distrito local curaba a la gente mediante su conocimiento deKung Chi (curar con energía) y digitopuntura. Al difundirse el éxito de sus curaciones y al crecer su fama fue solicitado desde todas las regiones del inmenso país y también desde el extranjero. Ante la imposibilidad de atender tantos pedidos, el método es divulgado para que otros aprendan su uso. En colaboración con sus hijos, elaboró y escribió tres tratados que juntos formaron el TA MO M KUNG, método que sirve para curarse a sí mismo y a los demás. Estos tres tratados son:

### 1) A MO CHING SHE CHUAN
A MO: Digitopuntura CHING: libro SHE: Diez
CHUAN: capítulos o sea "tratado de digitopuntura en diez capítulos"

### 2) SHUE CHI HSING P´IEN
SHUEN: Sangre CHI: Energía
HSING: Circulación PIEN: Tratado
" Tratado sobre la circulación de la energía y la sangre"

### 3) MING SHOU I CHIR CHING
MING: Radiante SHOU: Mano I: Uno CHIR: Dedo CHING: Libro
"Libro de la.mano radiante y un dedo"

## CHI KUNG: ADIESTRAMIENTO DE LA ENERGÍA

**I PING: Método para curar gente**

CHI KUNG I PING: Es el adiestramiento de la energía como método para curar a la gente.

Tiene alrededor de tres mil años y antiguamente era conocido como YAN SHENG SHU: "Arte de cuidar la salud, de nutrir el espíritu vital"

El término CHI KUNG, con el que se ha difundido en la actualidad, tiene cincuenta años de existencia.

Entre los más famosos divulgadores y practicantes se encuentran: Hua Tuo, médico de la dinastía Han posterior, doscientos veinte años antes de Cristo y Peng Tsu, ministro del emperador Yao, de quién se dice vivió ochocientos años.

Mucha gente fue aportando experiencia y conocimiento empírico para, a través del pensamiento lograr el equili-brio Yin-Yang en el cuerpo, regularizar y armonizar las funciones y aumentar la resistencia a las enfermedades (inmunidad). Los practicantes avanzados, con mucha experiencia y horas de dedicación, pueden curar a otras personas, transmitiéndole su energía.

Las características principales del Chi Kung son tres:

**1) I NIEN TAO IN**

I:Pensamiento.     TAO IN: Guiar, conducir

"Guiar la energía con el pensamiento"

**2) TZY SHIH TAO IN**

TZI SHIH: Postura

"Guiar la energía con la postura"

**3) TIAO HSI TAO IN**

TIAO: Ajuste, ritmo HSI: Respiración

"Guiar la energía con el ajuste (ritmo) respiratorio".

La combinación de estas tres prácticas como se explicó en el capítulo II con forma en CHI KUNG. El mismo sirve para movilizar y hacer fluir por los meridianos la energía innata, hecho ignorado y desaprovechado por la ma-yoría de la gente.

También se canaliza la energía    obs-truida, base de todas las enfermedades y se armoniza con la circulación sanguínea. Con mucha práctica se puede emitir energía para curar a otros.

La palabra CHI KUNG está formada por dos términos: Chi o YANG CHI: Cuyo significado no es el de solo aire respirado (oxígeno inhalado, anhídrido carbónico exhalado) sino que se refiere a la energía vital y cósmica.

KUNG: En su relación con tiempo, dedicación, adiestramiento.

La práctica intensa y continuada del CHI KUNG, permite la emisión de energía en forma de radiación de baja longitud de onda (infrarroja) como así también la carga de electricidad estática. Existen aparatos capaces de medir tanto el paso de la corriente eléctrica como las radiaciones emitidas.

Su desarrollo es llevado a un grado de gran dedicación, aumenta notablemente la capacidad física, incrementa la vitalidad y da la energía necesaria para poder emitir radiación, produciendo efectos perceptibles en otras personas.

El practicante avanzado adquiere CHEN CHI; energía real, verdadera, como así también NEI CHI;i energía interna.

El término KUNG es sinónimo de dedicación, esfuerzo y sobre todo, tiempo. Cuando existe este KUNG FU, se mejora la escencia del organismo, pero el llegar a un buen fin depende de la calidad del maestro y de la bondad de la escuela, ya que existen muchas clases y niveles de enseñanza. Con todos estos elementos, la persona tiene KUNG FU (destreza) en el CHI KUNG y desarrolla tres características principales:

1)JU CHI: Respiración CHEN: verdadera CHI: energía.
"Respiración de energía verdadera"
CHI similar al concepto de PRANA de los hindúes. No es respirar oxígeno-anhídrido carbónico, sino que se asimila a la esencia energética que constituye la trama del universo (inmaterial, esencial , invisible).

2)TU LI SHOU SHUEN:

TU LI: Autónomo, solitario SHOU:Guardar,conservar SHUEN: Espíritu

" Conservar, guardar el espíritu autónomo, solitario, independiente"

Adaptarse a las circunstancias externas pero     manteniendo la integridad.

### 3)CHI JOU ROU I

CHI JOU: Carne, piel, músculos ROU I:Completo, integrado "integrar completamente el organismo"

Es la búsqueda de reintegrar al ser la pureza y naturaleza original del bebé antes de nacer .

Estas prácticas del CHI KUNG, tuvieron su inspiración en el antiguo libro del mítico soberano amarillo (Huang Ti), llamado HUANG TI NEI CHING " *libro canónico interno del soberano amarillo*" .

El practicante avanzado integra su arte con I JU CHI HSING: Pensamiento, respiración y postura para educar y guiar el manejo correcto de su energía. De este modo consigue CHUNG TZU: Salud plena con rica energía en un cuerpo vigoroso.

Los innumerables estilos de CHI KUNG desarrollados en China, pueden clasificarse en tres clases principales:

1) **CHI KUNG:** Práctica con quietud y silencio. Por ej.Ta Tso, shiao Tung tien, Ta Tung Tien..

2)**TUNG KUNG:** Práctica con movimiento. Por ej. Tai Chi Chuan, shing kung (caminar), de la grulla, siete estrellas, Tai yen (pato grande)

3) **TUNG CHING SHAM YEN:** Práctica mixta con quietud y movimiento. Por ej. I chuan.

EL CHI KUNG desarrollado por Li Stang Chang, incluído en el TA MO MI KUNG, tiene elementos que lo hacen participar de los tres estilos mencionados anteriormente.

EL CHI KUNG, se practica en quietud y silencio; se llamaba

antiguamente: NEI YANG KUNG.

NEI: Interior.    YANG: Cultivar sensibilidad.    KUNG: Destreza
"Destreza para cultivar la sensibilidad interior"
Esta práctica se realiza en quietud, inmóvil. La posición puede
ser parado, o sentado o acostado. Al comienzo debe concentrar
la atención en la respiración, la que debe ser cada vez más lenta,
profunda, abdominal y sin sonido. Luego se hace girar el Chi
( energía)
mediante el pensamiento.
Las prácticas pueden ser realizadas de las siguientes maneras:

### A) I SHOU TIEN
I SHOU: Guardar el pensamiento
"Guardar el pensamiento, concentrarse, proteger elTAN TIEN
(océano de la energía)
Se puede practicar I SHOU( concentración) en un órgano
determinado o en alguna patología o dolor.

### B) CHING SHEN CHI CHUNG
"Concentración del espíritu"

### C) MO NIEN TZY CHU
MO NIEN: Meditar en silencio, pensar
TZY CHU: Palabras, frases "Pensar en silencio, meditar en
palabras, frases o imágenes"
Por ejemplo: Los trigramas del I CHING; al pensar en el nombre del
trigrama surge su imagen, como al pensar en la secuencia de los
puntos (shue) aparece el meridiano.

### D) CHING SHEN I NIEN TUAN LIEN
CHING SHEN: Espíritu.   I NIEN: Conciencia
TUAN LIEN: Entrenamiento
" Entrenamiento y ejercitación para el desarrollo de una mayor
conciencia del espíritu"

De un modo natural e innato, todas las personas tienen CHEN CHI: "energía verdadera" pero en cambio ignoran cómo utilizarla, tanto para su beneficio como para el de los demás. Realizando un entrenamiento (TUAN LIEN) correcto e intenso de las cuatro prácticas mencionadas, el adepto aprenderá a utilizar el tesoro invalorable de un buen manejo de su energía con la consiguiente salud plena en todos los niveles. La energía verdadera (Chen Chi) podrá circular entonces por los doce meridianos que corresponden a los doce órganos (seis yang y seis yin) y por los importantísimos meridianos centrales REN MAI y TUNG MAI.

Cuando una persona tiene LIEN KUNG YOU SU: " co-nocer la práctica correcta", puede desbloquear un meri-diano obstruido, generador de alguna patología, volver a hacer circular la energía y curar así la enfermedad.

Entre los catorce meridianos principales ocupan una posición muy importante dos centrales. El REIN MAI (Yin) va desde el punto CHEN CHIANG en la depresión sublabial desciende por la línea media ventral del cuerpo, pasa por Tan Tien, dos dedos debajo del ombligo y terminen en el HUE IN punto ubicado en el centro del periné (región entre ano y genitales).

El meridiano TUNG MAI (Yang) va desde el punto CHANG CHIAN en el coxis, sube por la espalda, por la columna vertebral hasta el ING CHIAO en el centro del  surco nasolabial. En estos dos meridianos se entrecruzan los doce restantes y son interconectadores de todo el sistema.

El embrión mientras permanece en el seno materno, es una unidad completa y sus dos meridianos centrales REN MAI y TUNG MAI están unidos. La energía (CHI) circula por ellos sin interrupción.

Al nacer, estos dos meridianos se separan en CHIEN CHOU (encía superior, frenillo labial) y en HUE IN (pe-riné).

Con pràctica adecuada de CHI KUNG vuelven a juntarse, reunificando los catorce meridianos, con lo que se obtiene una salud plena.

## ACCIÓN TERAPEUTICA DEL CHI KUNG

Esta disciplina ha ido enriqueciéndose con las prácticas e investigaciones aportadas durante siglos de experimentación. EL CHI KUNG otorga al practicante:

**FU CHU CHENG C CHI**

FU CHU: Sostener.  CHENG C CHI: Buena energía.
"Sostener e incrementar la energía buena del organismo"
Toda patología se origina en circunstancias externas desfavorable: Viento, calor, humedad, lluvia, frío , etcétera. Si la persona tiene suficiente resistencia y defensas no se enfermará, pero si está lleno de **HSU HSIE CHI** (HSU: Débil HSIE: Mala CHI: Energía-"Energía mala y débil", lo hará con facilidad.

Con la práctica intensa y correcta, el adepto conseguirá expulsar la energía mala y débil, arrojándola fuera del organismo y suplantándola por CHENG CHI : energía verdadera. Esta mutación, este cambio cualitativo de la energía que circula en el organismo, la transmutacion de HSU HSIE (débil, mala) en CHENG (verdadera), es la diferencia que existe entre una vida corta, penosa, sin fuerzas y una vida larga, vigorosa, con salud plena.

LAMINA 1:EL CAMINO DE SHOW TAI FE CHI´NG(PULMON)

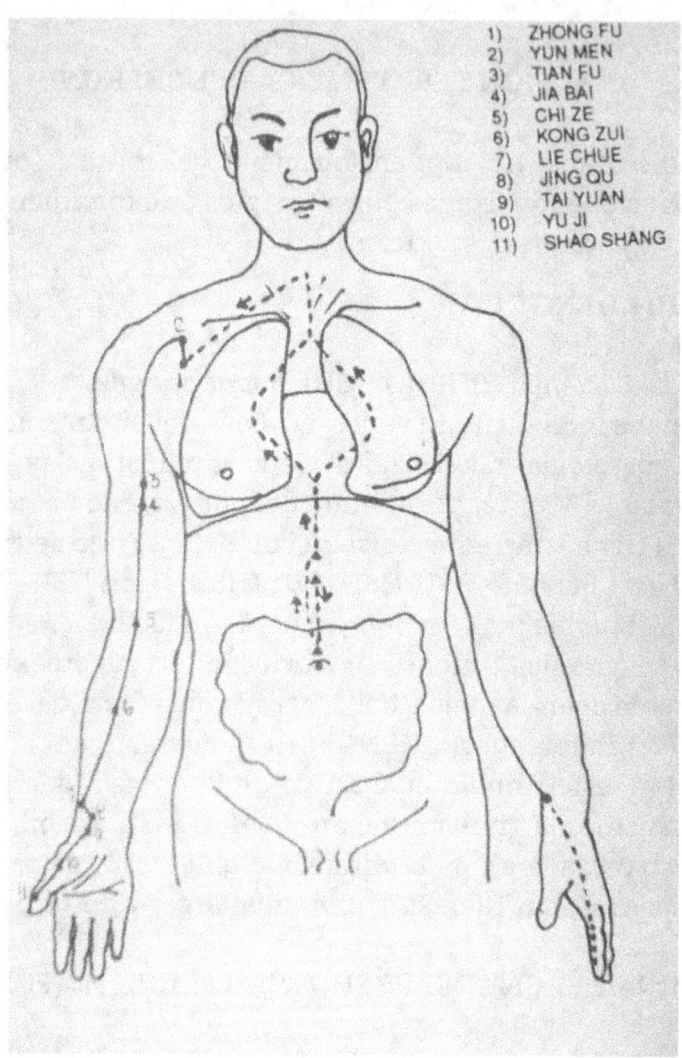

1) ZHONG FU
2) YUN MEN
3) TIAN FU
4) JIA BAI
5) CHI ZE
6) KONG ZUI
7) LIE CHUE
8) JING QU
9) TAI YUAN
10) YU JI
11) SHAO SHANG

## LAMINA 2:EL CAMINO DE SHOU YANG MING TA CHANG CHING(INTESTINO GRUESO)

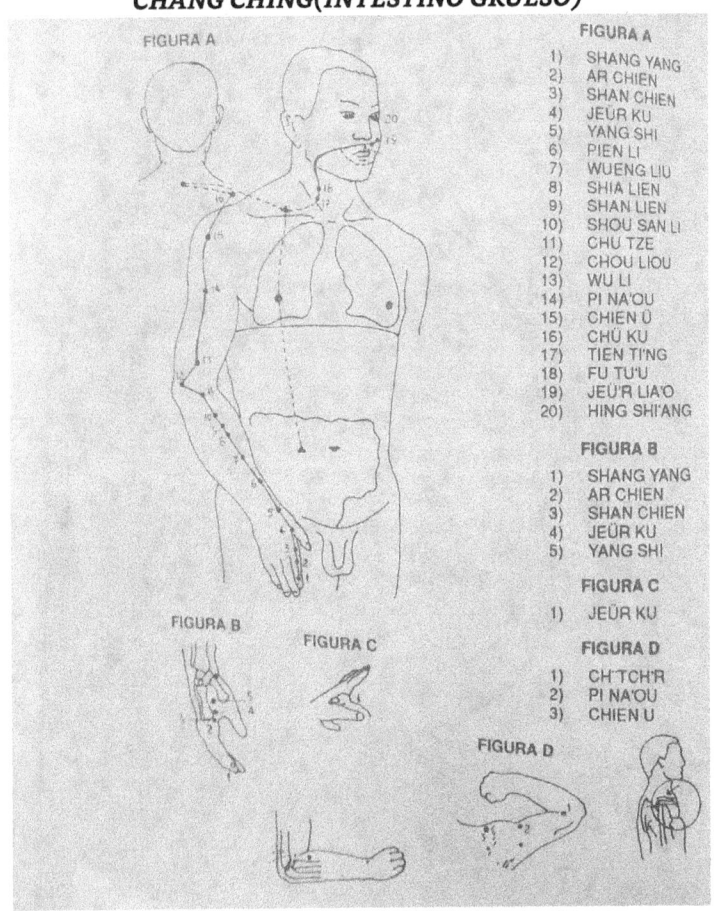

FIGURA A

1) SHANG YANG
2) AR CHIEN
3) SHAN CHIEN
4) JEÚR KU
5) YANG SHI
6) PIEN LI
7) WUENG LIU
8) SHIA LIEN
9) SHAN LIEN
10) SHOU SAN LI
11) CHÜ TZE
12) CHOU LIOU
13) WU LI
14) PI NA'OU
15) CHIEN Ü
16) CHÜ KU
17) TIEN TI'NG
18) FU TU'U
19) JEÚ'R LIA'O
20) HING SHI'ANG

FIGURA B

1) SHANG YANG
2) AR CHIEN
3) SHAN CHIEN
4) JEÚR KU
5) YANG SHI

FIGURA C

1) JEÚR KU

FIGURA D

1) CH'TCH'R
2) PI NA'OU
3) CHIEN U

## LAMINA 3: EL CAMINO DE TZ´U YANG MING WEI CHING (ESTOMAGO)

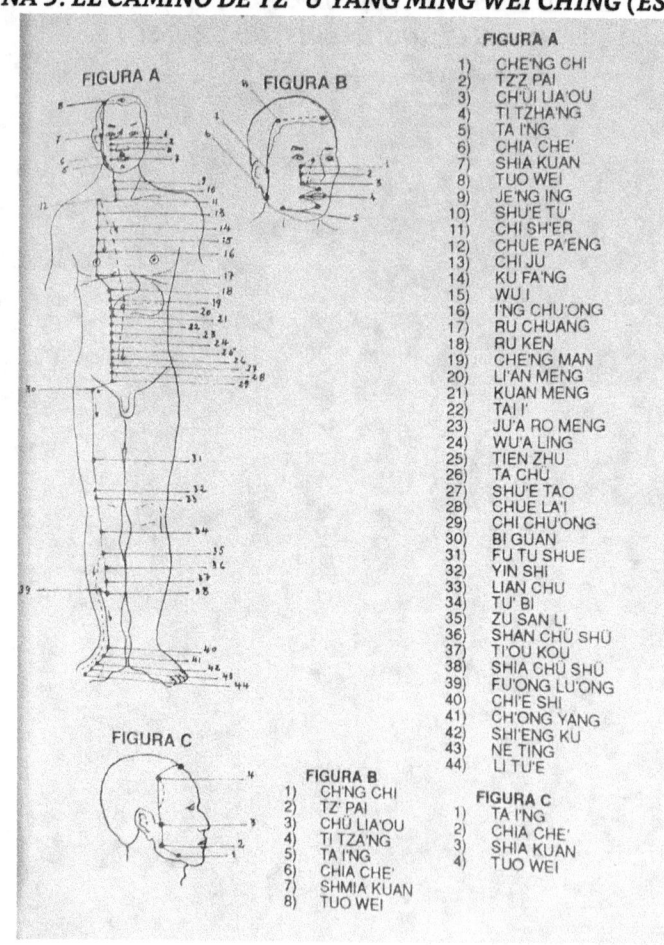

**FIGURA A**

| | |
|---|---|
| 1) | CHE'NG CHI |
| 2) | TZ'Z PAI |
| 3) | CH'UI LIA'OU |
| 4) | TI TZHA'NG |
| 5) | TA I'NG |
| 6) | CHIA CHE' |
| 7) | SHIA KUAN |
| 8) | TUO WEI |
| 9) | JE'NG ING |
| 10) | SHU'E TU' |
| 11) | CHI SH'ER |
| 12) | CHUE PA'ENG |
| 13) | CHI JU |
| 14) | KU FA'NG |
| 15) | WU I |
| 16) | I'NG CHU'ONG |
| 17) | RU CHUANG |
| 18) | RU KEN |
| 19) | CHE'NG MAN |
| 20) | LI'AN MENG |
| 21) | KUAN MENG |
| 22) | TAI I' |
| 23) | JU'A RO MENG |
| 24) | WU'A LING |
| 25) | TIEN ZHU |
| 26) | TA CHU |
| 27) | SHU'E TAO |
| 28) | CHUE LA'I |
| 29) | CHI CHU'ONG |
| 30) | BI GUAN |
| 31) | FU TU SHUE |
| 32) | YIN SHI |
| 33) | LIAN CHU |
| 34) | TU' BI |
| 35) | ZU SAN LI |
| 36) | SHAN CHU SHU |
| 37) | TI'OU KOU |
| 38) | SHIA CHU SHU |
| 39) | FU'ONG LU'ONG |
| 40) | CHI'E SHI |
| 41) | CH'ONG YANG |
| 42) | SHI'ENG KU |
| 43) | NE TING |
| 44) | LI TU'E |

**FIGURA B**

| | |
|---|---|
| 1) | CH'NG CHI |
| 2) | TZ' PAI |
| 3) | CHU LIA'OU |
| 4) | TI TZA'NG |
| 5) | TA I'NG |
| 6) | CHIA CHE' |
| 7) | SHMIA KUAN |
| 8) | TUO WEI |

**FIGURA C**

| | |
|---|---|
| 1) | TA I'NG |
| 2) | CHIA CHE' |
| 3) | SHIA KUAN |
| 4) | TUO WEI |

## LAMINA 4: EL CAMINO DE SHOU YANG MING TA CHANG CHING (INTESTINO GRUESO)

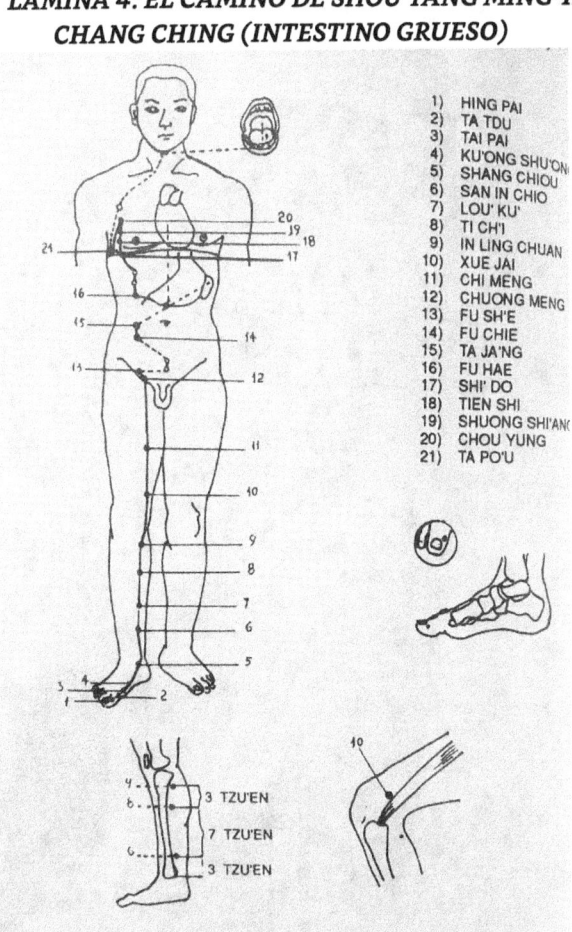

1) HING PAI
2) TA TDU
3) TAI PAI
4) KU'ONG SHU'ON
5) SHANG CHIOU
6) SAN IN CHIO
7) LOU' KU'
8) TI CH'I
9) IN LING CHUAN
10) XUE JAI
11) CHI MENG
12) CHUONG MENG
13) FU SH'E
14) FU CHIE
15) TA JA'NG
16) FU HAE
17) SHI' DO
18) TIEN SHI
19) SHUONG SHI'AN
20) CHOU YUNG
21) TA PO'U

3 TZU'EN
7 TZU'EN
3 TZU'EN

## *LAMINA 5: EL CAMINO DE SHOU TAI IN FE CH´ING(PULMON)*

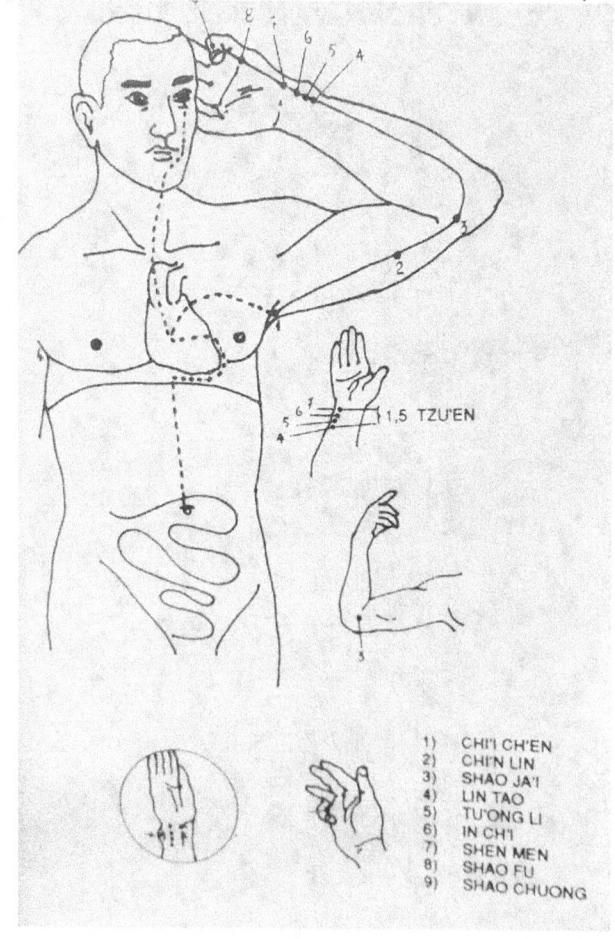

1) CHI'I CH'EN
2) CHI'N LIN
3) SHAO JA'I
4) LIN TAO
5) TU'ONG LI
6) IN CH'I
7) SHEN MEN
8) SHAO FU
9) SHAO CHUONG

## LAMINA 6: EL CAMINO DE SHOU TAI YANG SHIO CHING (INTESTINO DELGADO)

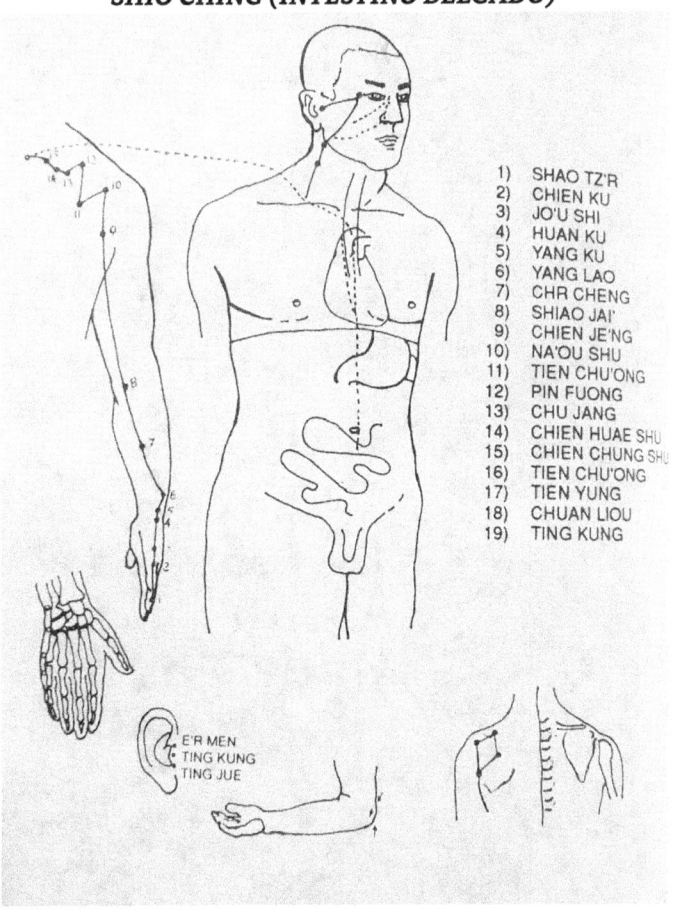

1) SHAO TZ'R
2) CHIEN KU
3) JO'U SHI
4) HUAN KU
5) YANG KU
6) YANG LAO
7) CHR CHENG
8) SHIAO JAI'
9) CHIEN JE'NG
10) NA'OU SHU
11) TIEN CHU'ONG
12) PIN FUONG
13) CHU JANG
14) CHIEN HUAE SHU
15) CHIEN CHUNG SHU
16) TIEN CHU'ONG
17) TIEN YUNG
18) CHUAN LIOU
19) TING KUNG

E'R MEN
TING KUNG
TING JUE

## LAMINA 7: EL CAMINO DE TZU TAI YANG PA ´NG KU´ ONG CHI´ NG (VEJIGA)

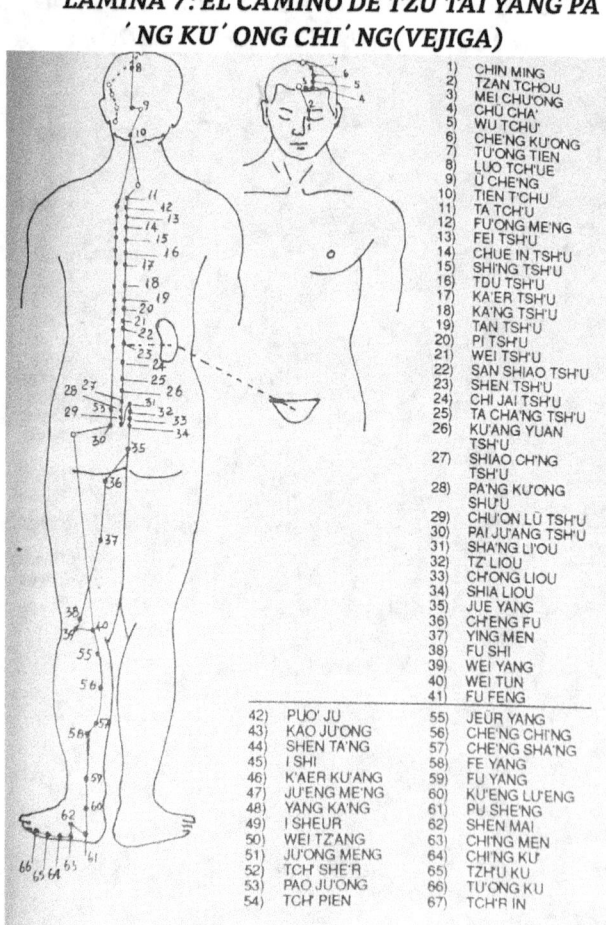

| | |
|---|---|
| 1) | CHIN MING |
| 2) | TZAN TCHOU |
| 3) | MEI CHU'ONG |
| 4) | CHÜ CHA' |
| 5) | WU TCHU' |
| 6) | CHE'NG KU'ONG |
| 7) | TU'ONG TIEN |
| 8) | LUO TCH'UE |
| 9) | Ü CHE'NG |
| 10) | TIEN T'CHU |
| 11) | TA TCH'U |
| 12) | FU'ONG ME'NG |
| 13) | FEI TSH'U |
| 14) | CHUE IN TSH'U |
| 15) | SHI'NG TSH'U |
| 16) | TDU TSH'U |
| 17) | KA'ER TSH'U |
| 18) | KA'NG TSH'U |
| 19) | TAN TSH'U |
| 20) | PI TSH'U |
| 21) | WEI TSH'U |
| 22) | SAN SHIAO TSH'U |
| 23) | SHEN TSH'U |
| 24) | CHI JAI TSH'U |
| 25) | TA CHA'NG TSH'U |
| 26) | KU'ANG YUAN TSH'U |
| 27) | SHIAO CH'NG TSH'U |
| 28) | PA'NG KU'ONG SHU'U |
| 29) | CHU'ON LÜ TSH'U |
| 30) | PAI JU'ANG TSH'U |
| 31) | SHA'NG LI'OU |
| 32) | TZ' LIOU |
| 33) | CH'ONG LIOU |
| 34) | SHIA LIOU |
| 35) | JUE YANG |
| 36) | CH'ENG FU |
| 37) | YING MEN |
| 38) | FU SHI |
| 39) | WEI YANG |
| 40) | WEI TUN |
| 41) | FU FENG |

| | | | |
|---|---|---|---|
| 42) | PUO' JU | 55) | JEÜR YANG |
| 43) | KAO JU'ONG | 56) | CHE'NG CHI'NG |
| 44) | SHEN TA'NG | 57) | CHE'NG SHA'NG |
| 45) | I SHI | 58) | FE YANG |
| 46) | K'AER KU'ANG | 59) | FU YANG |
| 47) | JU'ENG ME'NG | 60) | KU'ENG LU'ENG |
| 48) | YANG KA'NG | 61) | PU SHE'NG |
| 49) | I SHEUR | 62) | SHEN MAI |
| 50) | WEI TZ'ANG | 63) | CHI'NG MEN |
| 51) | JU'ONG MENG | 64) | CHI'NG KU' |
| 52) | TCH' SHE'R | 65) | TZH'U KU |
| 53) | PAO JU'ONG | 66) | TU'ONG KU |
| 54) | TCH' PIEN | 67) | TCH'R IN |

46

## LAMINA 8: EL CAMINO DE TZU SHAO IN SHENG CH´ NG(RIÑON)

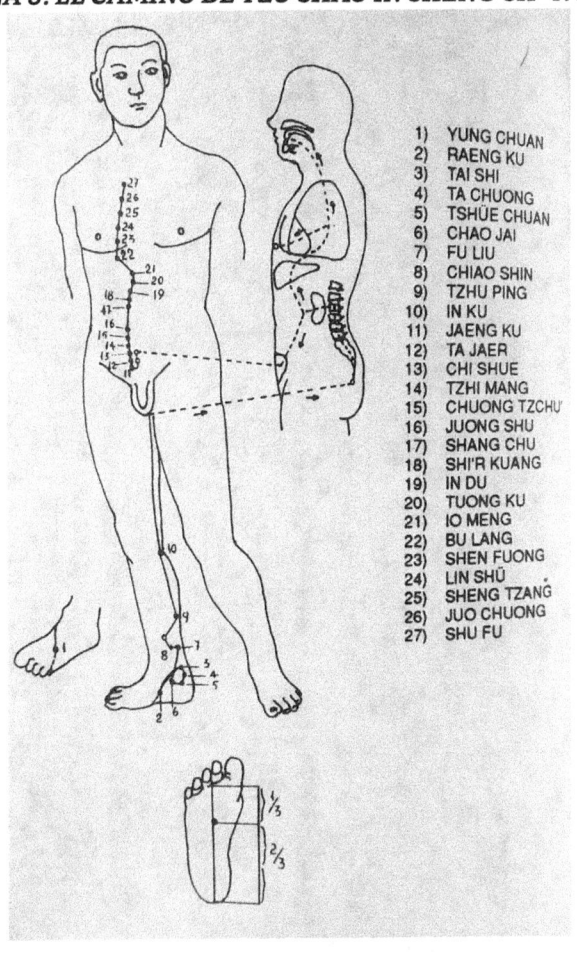

1) YUNG CHUAN
2) RAENG KU
3) TAI SHI
4) TA CHUONG
5) TSHÜE CHUAN
6) CHAO JAI
7) FU LIU
8) CHIAO SHIN
9) TZHU PING
10) IN KU
11) JAENG KU
12) TA JAER
13) CHI SHUE
14) TZHI MANG
15) CHUONG TZCHU'
16) JUONG SHU
17) SHANG CHU
18) SHI'R KUANG
19) IN DU
20) TUONG KU
21) IO MENG
22) BU LANG
23) SHEN FUONG
24) LIN SHÜ
25) SHENG TZANG
26) JUO CHUONG
27) SHU FU

## LAMINA 9: EL CAMINO DE SHOU CHUE IN SHING PO CHI´ NG(CIRCULACION SEXUALIDAD)

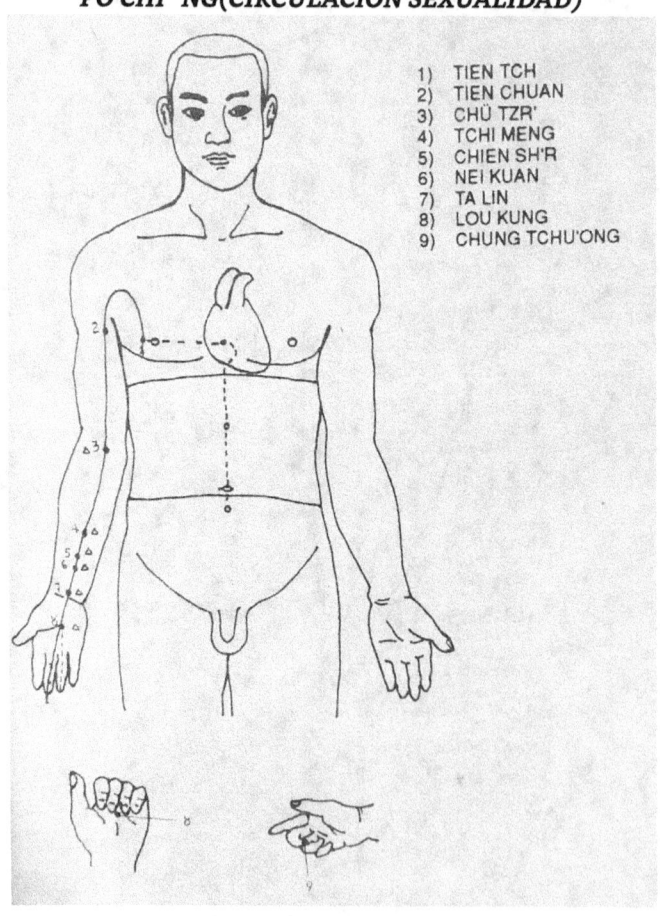

1) TIEN TCH
2) TIEN CHUAN
3) CHÜ TZR'
4) TCHI MENG
5) CHIEN SH'R
6) NEI KUAN
7) TA LIN
8) LOU KUNG
9) CHUNG TCHU'ONG

## LAMINA 10: EL CAMINO DE SHOU SHAO YANG SAN CHIAO CHI´ NG(TRIPLE RECALENTADOR)(PANCREAS)

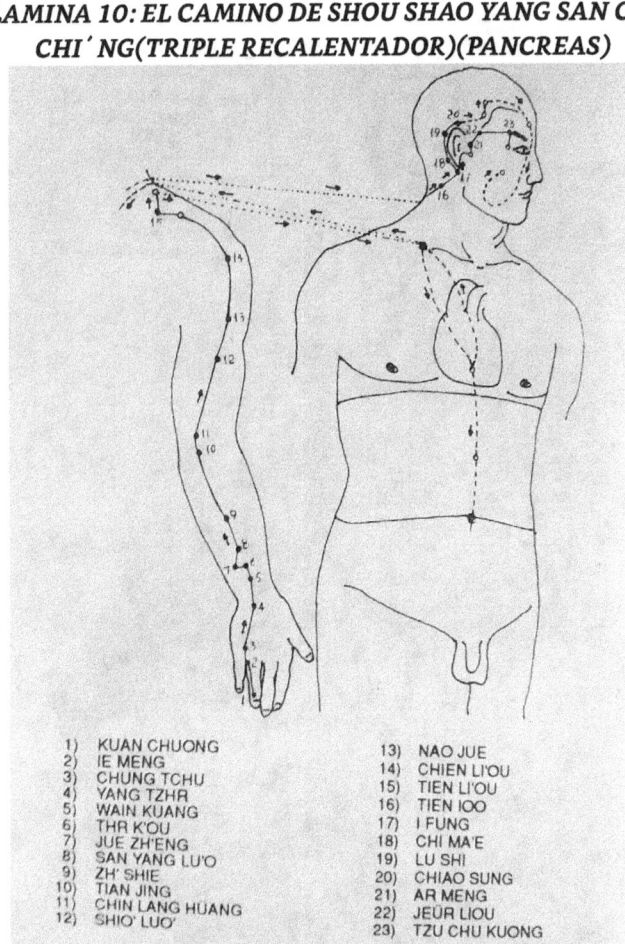

| | | | |
|---|---|---|---|
| 1) | KUAN CHUONG | 13) | NAO JUE |
| 2) | IE MENG | 14) | CHIEN LI'OU |
| 3) | CHUNG TCHU | 15) | TIEN LI'OU |
| 4) | YANG TZHR | 16) | TIEN IOO |
| 5) | WAIN KUANG | 17) | I FUNG |
| 6) | THR K'OU | 18) | CHI MA'E |
| 7) | JUE ZH'ENG | 19) | LU SHI |
| 8) | SAN YANG LU'O | 20) | CHIAO SUNG |
| 9) | ZH' SHIE | 21) | AR MENG |
| 10) | TIAN JING | 22) | JEÜR LIOU |
| 11) | CHIN LANG HUANG | 23) | TZU CHU KUONG |
| 12) | SHIO' LUO' | | |

## LAMINA 11: EL CAMINO DE TZU SHAO YANG DAN CHI´ NG(VESICULA BILIAR)

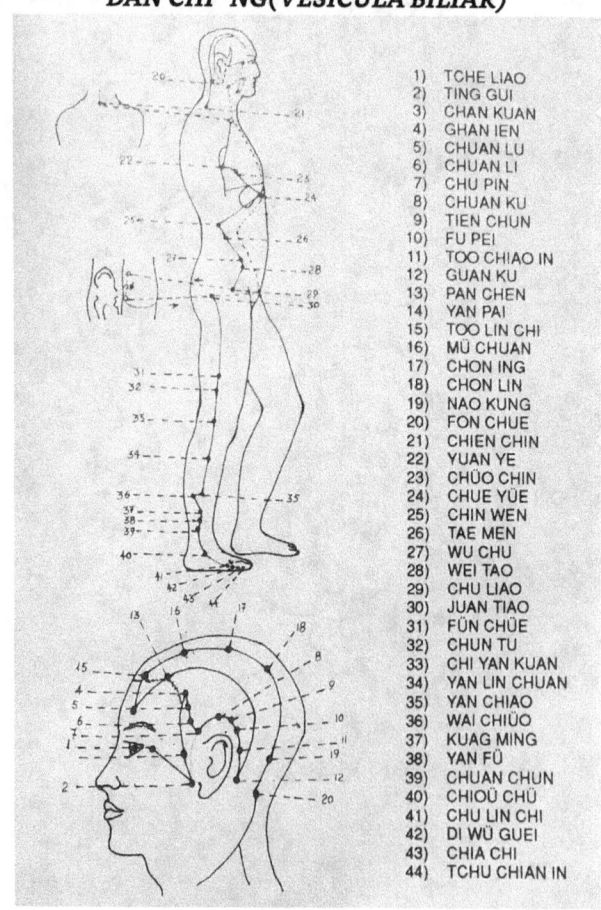

1) TCHE LIAO
2) TING GUI
3) CHAN KUAN
4) GHAN IEN
5) CHUAN LU
6) CHUAN LI
7) CHU PIN
8) CHUAN KU
9) TIEN CHUN
10) FU PEI
11) TOO CHIAO IN
12) GUAN KU
13) PAN CHEN
14) YAN PAI
15) TOO LIN CHI
16) MÜ CHUAN
17) CHON ING
18) CHON LIN
19) NAO KUNG
20) FON CHUE
21) CHIEN CHIN
22) YUAN YE
23) CHÜO CHIN
24) CHUE YÜE
25) CHIN WEN
26) TAE MEN
27) WU CHU
28) WEI TAO
29) CHU LIAO
30) JUAN TIAO
31) FÜN CHÜE
32) CHUN TU
33) CHI YAN KUAN
34) YAN LIN CHUAN
35) YAN CHIAO
36) WAI CHIÜO
37) KUAG MING
38) YAN FÜ
39) CHUAN CHUN
40) CHIOÜ CHÜ
41) CHU LIN CHI
42) DI WÜ GUEI
43) CHIA CHI
44) TCHU CHIAN IN

## LAMINA 13: EL MERIDIANO DE TUNG MAI (VASO GOBERNADOR)

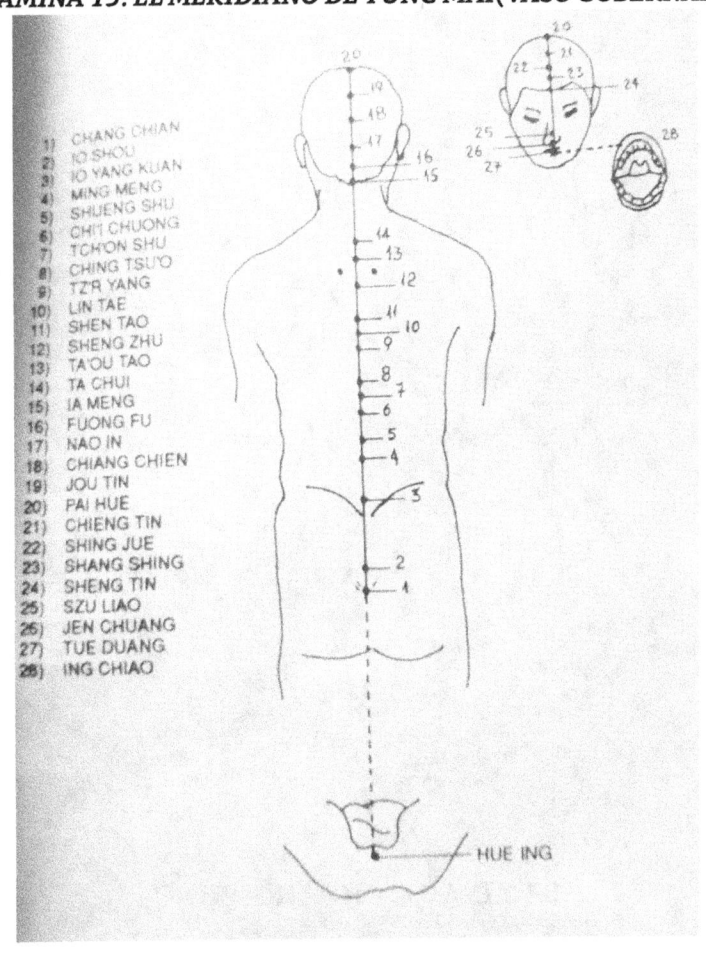

1) CHANG CHIAN
2) IO SHOU
3) IO YANG KUAN
4) MING MENG
5) SHUENG SHU
6) CHII CHUONG
7) TCH'ON SHU
8) CHING TSU'O
9) TZ'R YANG
10) LIN TAE
11) SHEN TAO
12) SHENG ZHU
13) TA'OU TAO
14) TA CHUI
15) IA MENG
16) FUONG FU
17) NAO IN
18) CHIANG CHIEN
19) JOU TIN
20) PAI HUE
21) CHIENG TIN
22) SHING JUE
23) SHANG SHING
24) SHENG TIN
25) SZU LIAO
26) JEN CHUANG
27) TUE DUANG
28) ING CHIAO

HUE ING

## LAMINA 14: EL MERIDIANO DE REN MAI(VASO CONCEPCION)

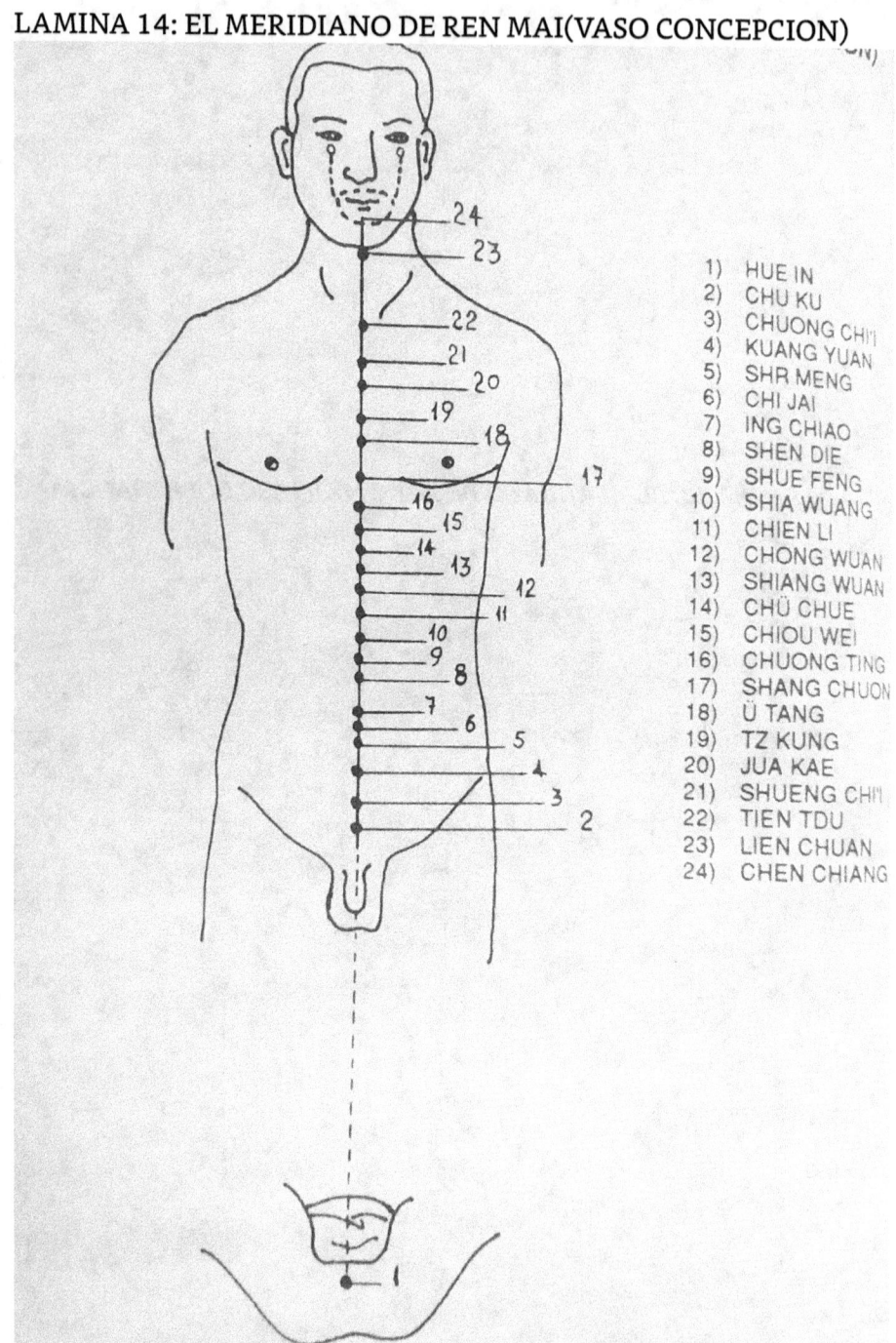

1) HUE IN
2) CHU KU
3) CHUONG CHI'I
4) KUANG YUAN
5) SHR MENG
6) CHI JAI
7) ING CHIAO
8) SHEN DIE
9) SHUE FENG
10) SHIA WUANG
11) CHIEN LI
12) CHONG WUAN
13) SHIANG WUAN
14) CHÜ CHUE
15) CHIOU WEI
16) CHUONG TING
17) SHANG CHUON
18) Ü TANG
19) TZ KUNG
20) JUA KAE
21) SHUENG CHI'I
22) TIEN TDU
23) LIEN CHUAN
24) CHEN CHIANG

## LAMINA 15: CHUANG: PUÑO

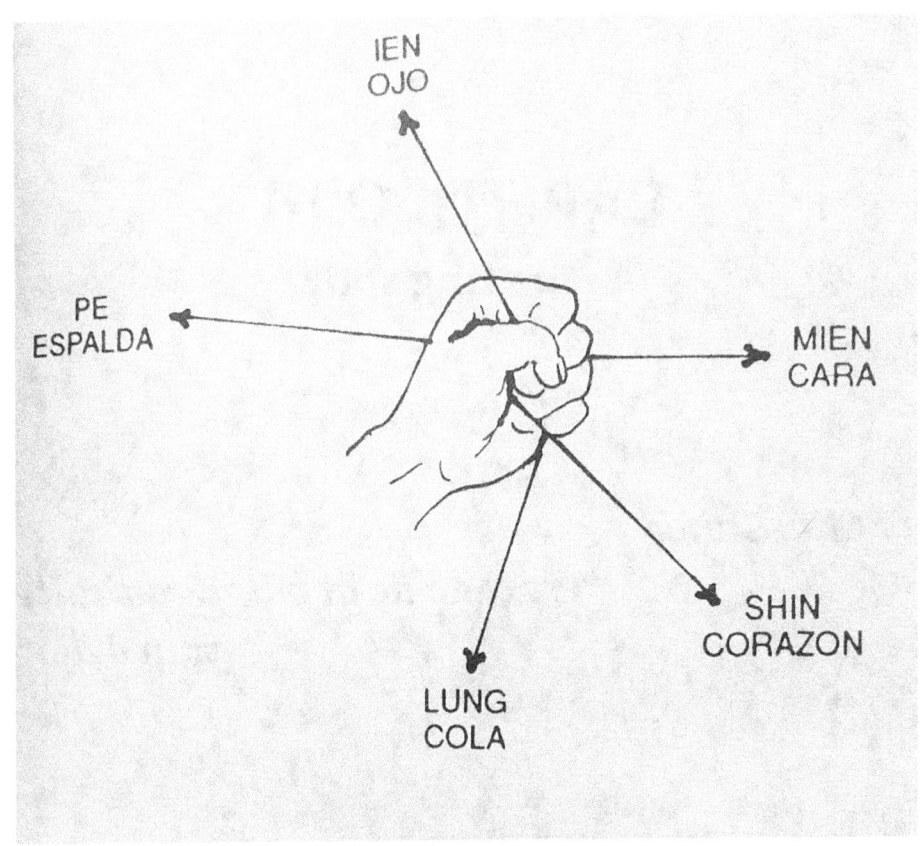

# CAPITULO VI
## A Mo ming show

## *I Chir Ching*

### *"Tratado de la mano radiante y un dedo"*

**A MO MING SHOW I CHIR CHING**

Este "Tratado de la Mano radiante y un dedo" según doctrina del Bodhidharma, es uno de los tres libros que constituyen el TA MO MI KUNG. Consta de métodos diferentes utilizados para el cuidado de la salud

**SERIE I**
SHOW TUE FA
SHOW: Mano.   TUE:Pierna.   FA: Método
**"Metodo de las manos y piernas"**

**1)SHUAI SHOW FASHUAI**
SHUAI: Agitar   SHOW:Manos   FA: Método
SHOW: Manos

## "Método de Agitar las manos"

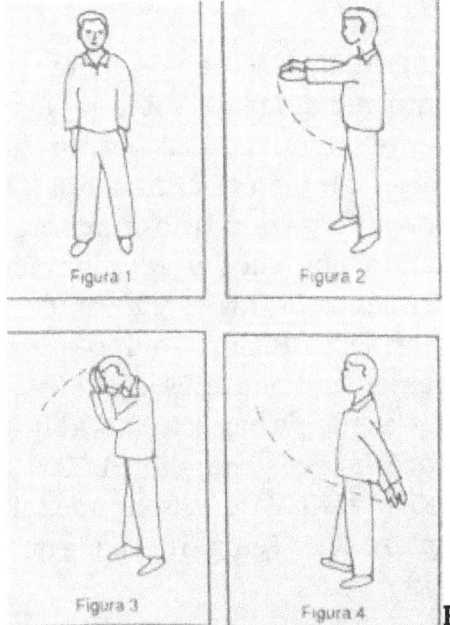

Figura 1
Figura 2
Figura 3
Figura 4

**a) Ejercicio**

Parado con los pies paralelos y separados a una distancia similar al ancho de hombros. Los brazos caen naturales y relajados a los costados. Columna derecha, pecho ahuecado, ojos miran en el frente. Levanta brazos con las palmas de las manos paralelas y enfrentándose, derechos y hasta altura de los hombros. Juntar palmas y flexionar brazos acercándolas a la cara. Al llegar cerca de la cabeza, ésta cae hacia adelante y choca la frente en el entrecejo con la raíz de los pulgares. Luego los brazos vuelven a estirarse lentamente hasta quedar derechos a la altura de los hombros. Desde ahí caen por su propio peso al costado del cuerpo pasando un poco por detrás del mismo. La caída es natural, por acción pura de la gravedad. Repetir este ejercicio doce veces. (ver figuras u- no a cuatro)

**b) Nota importante**

Al levantar hacer un poco de fuerza. Al bajar más rápido pero sin fuerza. El ritmo debe ser lento al principio. Ir acelerándolo paulatinamente. El cuerpo debe estar relajado, suelto, naturale, sin realizar mucha fuerza ni demasiado rápido.

### c) Efectos de este ejercicio

En ambos brazos hay tres meridianos yang por fuera, y tres yin por dentro. El movimiento pendular de subir y bajar los brazos hace llegar mayor torrente sanguíneo a las terminaciones arteriolo- capilares de los dedos. También el CHI(energía), fluye por los meridianos de los brazos y otorga salud a los cinco órganos y a las seis vísceras, circulando por ellos y equilibrandolos. Produce, asimismo, un estiramiento de los tendones, de gran importancia para la preservación de la función tendino-muscular y articular. El choque de la frente en el punto IN TAN(entrecejo) reactiva el TAN TIEN superior y la energía baja x REN MAI hasta el TAN TIEN inferior (CHI JAI u océano de la energía). EL TAN TIEN supe-rior es llamado NIWAN KUNG (NIWAN: el Buda que sale del barro, KUNG: Residencia, templo) o sea, "Templo del Buda que sale del barro".

### 2) KUNG SHOW FA

KUNG: Juntar     SHOW:Manos     FA:Método

**"Método de juntar las manos"**

### a) Ejercicio

Parado, con ambos pies paralelos y el cuerpo en forma similar

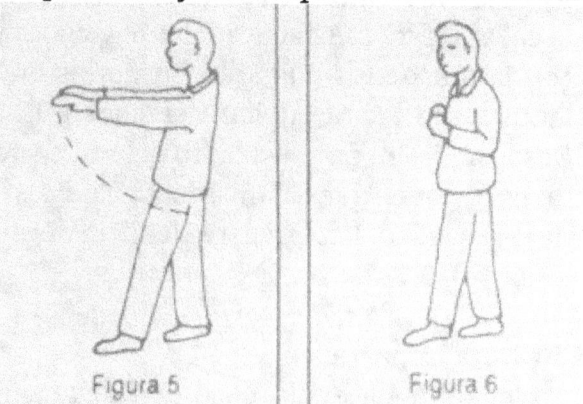

Figura 5        Figura 6

al ejercicio ante-rior.

De manera natural, dejando el peso atrás , dar un paso adelante con el pie izquierdo. Al mismo tiempo subir brazos con palmas de manos hacia abajo hasta altura de hombros. Cerrar puños. Flexionar codos y golpear suavemente la parte superior del tórax con el "ojo del puño" o sea con el hueco formado por el pulgar y el índice cerrados. (ver lámina 15) Estirar brazos y abrir manos con palmas hacia abajo.

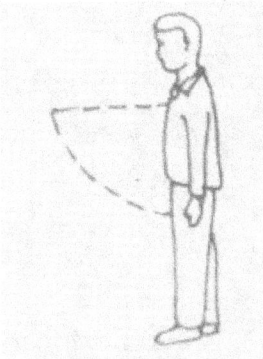

Figura 7

Volver a la primera posición, tra-yendo el pie izquierdo atrás. Para el segundo movimiento, adelantar el pie derecho, resto igual. Repetir alternativamente cincuenta veces.

El ciclo respiratorio se completa inspirando al levantar los brazos y espirando al golpear el tórax. Inspirar al estirar los brazos y espirar cuando caen a cada lado del cuerpo. (ver figuras 5 a 7)

### b) Detalles importantes

Movimiento seguido, fluido, no cortado. Coordinación y sincronismo de brazos y piernas. Ritmo constante, parejo.

### c) Efectos

El cambio repetido de mano abierta a puño, es bueno para estimular el meridiano SHOU SHAU YANG, SAN CHAIO CHING o "Triple recalentador".

Da salud a los ojos y cura problemas de codos y brazos. Asimismo es antálgico para neuralgias (dolores) inter-costales.

### 3) LIAN CHIR FA
*"Método de abrir las alas"*

### a) Ejercicio

Posición inicial igual a la del ejercicio 1.

Adelantar pie izquierdo apoyándolo en el suelo con la punta extendida y la rodilla levemente flexionada. Al mismo tiempo elevar brazo izquierdo con puño

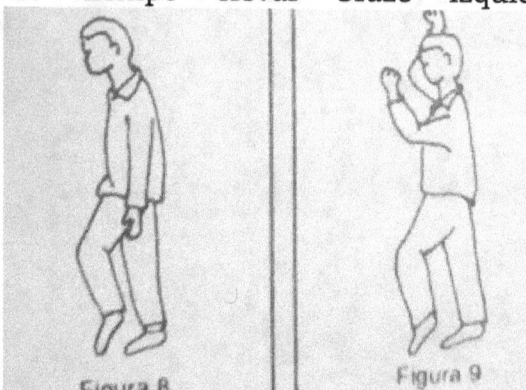

Figura 8                    Figura 9

cerrado. Codo flexionado en ángulo recto, quedando el "corazón del puño" enfrentado a los ojos. Simultáneamente se levanta el brazo derecho con el codo también en ángulo recto. El "corazón del puño" mira en diagonal hacia adentro y abajo a una altura levemente superior a la cabeza. Volver a la posición inicial y repetir adelantando el pie derecho, con el puño derecho a la altura de los ojos y el izquierdo arriba.

Inspirar al levantar los brazos y exhalar al bajarlos. La mirada debe concentrarse en el puño que la enfrente y ser dirigida al horizonte cuando bajan.

Repetir el ejercicio cincuenta veces (Ver figuras 8 y 9)

**B)   Nota importante**

Hacerlo continuadamente sin interrupciones. En un espacio grande puede realizarse caminando.

**C)   Efectos**

Similares al ejercicio 2

**4)   YA SHUE FA**
**"Método de presionar puntos"**

**A) Ejercicio**

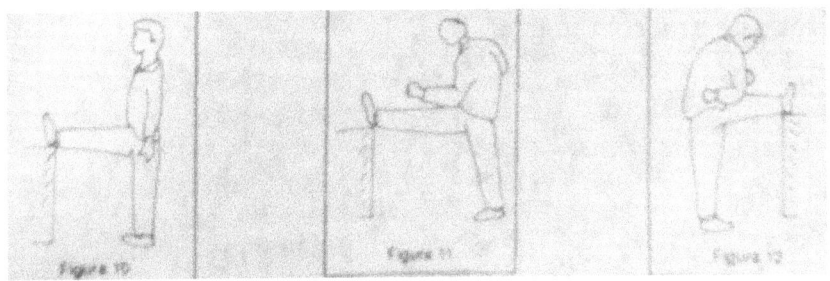

Posición inicial, pierna derecha estirada bien agarrada al piso con el pie en diagonal. Pierna izquierda también estirada a noventa grados, apoyada en mesa o barra, con punta de pie hacia arriba. El codo izquierdo bien flexio-nado presiona al punto FU TU SHUE (31 de estómago) ubicado en la cara anterior en la unión del tercio inferior con el medio del busto(ver lámina 3). El nudillo del dedo mayor del puño derecho cerrado, presiona el punto YAO CHANG SHUE atrás y abajo de la cadera derecha, sobre la cresta ilíaca (Ver figura 12). En esta posición contar mentalmente hasta 8x1 (Taoísmo) y para mujeres cambiar el codo izquierdo presionando el punto XUE JAI SHUE(10 de bazo) por dentro y abajo del anterior (Ver lámina 4), contando 81 veces en esta nueva posición. Realizar igual levantando pierna derecha.( Ver figuras 10 a 12)

## B) Nota importante

La presión debe ejercerse exactamente en los puntos. Sobre la pierna debe manifestarse por un ligero ardor y dolor, y en la cintura como una sensación de pesadez.

## C) Efectos

El tratamiento del punto FU U SHUE sirve para mejorar paresías (parálisis leves) y parestesias (hormigueos y trastornos de la sensibilidad) de los miembros inferiores.

Cura el dolor de cintura y la opresión del pecho.

El punto XUE JAI SHUE sirve para la terapia de las dismenorreas(trastornos dolorosos menstruales).

La presión sobre el punto YAO CHANG SHUE fortalece el funcionamiento de los cinco órganos y las seis vísceras.

## 5) TU LI FA

## "Método de una sola pierna"

### A) Ejercicio

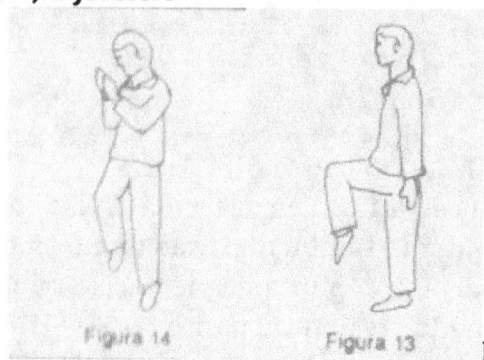

Figura 14    Figura 13

Posición inicial igual al ejercicio 1. Levantar pierna izquierda, muslo paralelo al piso, pierna colgando con rodilla en ángulo recto y la punta del pie hacia abajo. Simultáneamente levantar brazos. Cruzar las palmas abiertas hacia atrás con la izquierda adentro, tocando una muñeca con la otra, a la altura de los ojos. Bajar y repetir levantando pierna derecha y palma derecha adentro.

La mirada al horizonte al bajar los brazos y concentrada entre las palmas al subirlas.

Inspirar al subir brazos y pierna, retener tres segundos manteniéndolos arriba y espirar al bajarlos.

Al inspirar imaginar que el CHI(energía) asciende por meridiano REN MAI (adelante centro, ver Lámina 14) desde PAI HUE hasta punto HUE IN (periné centro), (Budismo).

Realizar 50 veces ( Ver figuras 13 y 14)

### B) Nota importante

Practicarlo en forma elástica, relajados pero con buen tono muscular y manteniendo el equilibrio.

Si hay lugar realizarlo caminando.

### C) Efectos

Similares al ejercicio 1. Además trabaja sobre los meri-dianos TUNG MAI y REN MAI que interrelacionan los doce meridianos principales. Orienta la energía de éstos concentrándose en TAN TIEN.

## SERIE II

**YAO FA**
**"Método de sacudir"**
**1) YAO BE FA**
**"Método de sacudir los brazos"**
**A) Ejercicio**

Posición inicial: Igual a anteriores. Pie izquierdo ade-lante. Distancia entre ambas puntas de los pies igual al ancho de hombros. Dorso de mano izquierda apoyada en región renal del mismo lado. Mano derecha ligeramente cerrada, apoyando pulpejos de dedos índice y mayor con el del pulgar. Así preparado el brazo derecho sube hacia adelante describiendo un círculo. Cae para atrás por gravedad y vuelve a subir por su propio impulso. Cambiar pie y brazo y repetir cincuenta veces de cada lado. (Ver figuras 15 a

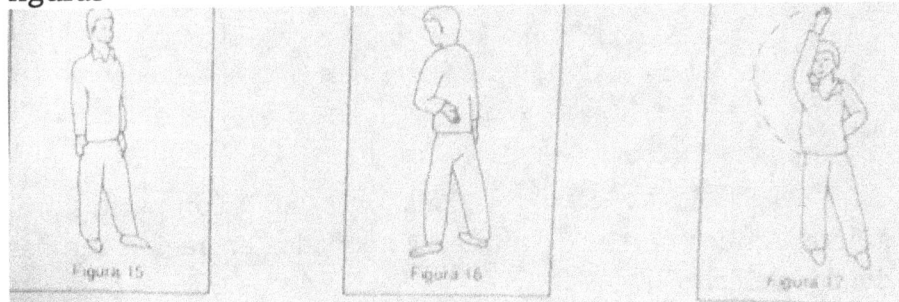

17)

**b)Nota importante**

Las personas enfermas pueden comenzar haciéndolo menor cantidad de veces, para ir aumentando su número paulatinamente. Sentir sensación de comodidad. Al mejorar el estado físico, aumentar la fuerza con que se ejecuta, pero siempre sin forzar.

**c)Efectos**

Al mejorar el flujo energético por desbloqueo de los meridianos, brinda energía a todo el cuerpo. Estimula una adecuada circulación sanguínea, por lo que impide el depósito de placas de arteriosclerosis la consiguiente obstrucción de los vasos que de ella deriva. Esto es especialmente cierto para la parte superior del cuerpo (arterias de los brazos, coronarias, corazón, pulmones, vasos del cuello y cerebrales).

Cura cualquier patología degenerativa (artrosis), e inflamatoria (artritis) de los hombros. Algias (dolores) y parestesias (hormigueos y trastornos de la sensibilidad) de los brazos. Asimismo mejora las paresias y aún las parálisis de la extremidad superior presente en las hemiplejías.

## 2) YAO CHI FA
### "Método de sacudir rodillas"

**a) Ejercicio**

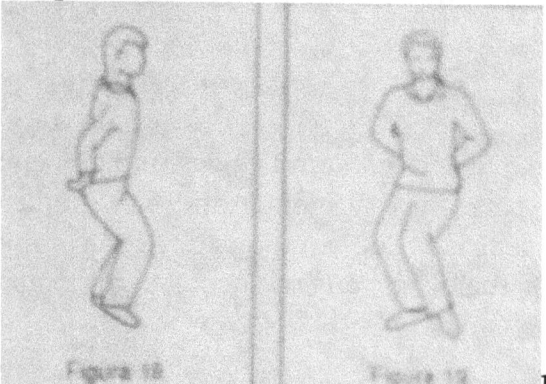

Pies juntos en V con puntas para afuera. Ambos dorsos de muñecas apoyados en región lumbar. Cuerpo derecho.

Doblar rodillas juntas y girarlas hacia izquierda veinte veces. Lo mismo a la derecha ( Ver figuras 18 y 19)

### b) Nota importante

Las personas enfermas, pueden comenzar apoyando sus manos sobre las rodillas.

Seguir un ritmo uniforme. Los primeros días practicarlo lentamente. Paulatinamente ir aumentando la velocidad.

Apretar punto YUN CHUAN SHUE (ubicado en el centro del pie) contra el piso, presionando y aflojando, o sea ejerciendo un verdadero masaje sobre él.

### c) Efectos

Disminuye la presión arterial por su acción sobre el punto YUN CHUAN. Mejora la circulación de energía por los meridianos, como así también la sanguínea. Cura cualquier patología artrósica o artrítica de la articulación de la rodilla. Aumenta la fuerza en las piernas disminuida por distintas enfermedades.

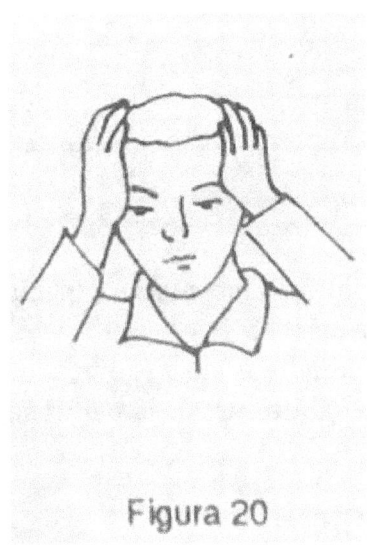

Figura 20

**SERIE III**

**T'UEI FA**

**"Método de empujar"**

**1) T'UEI TUO WEI I SHANG SHING FA**

" Método de empujar el TUO WEI o punto 8 de estómago (lámina 3)y el SHANG SHING o punto 23 de vaso gobernador (Lamina 13)

### a) Ejercicio

Con los pulpejos de ambos dedos mayores apretar puntos TUO WEI, ubicados en los ángulos que el pelo forma en la frente.
De ahí hasta el centro en SHENG TIN. (24 de Vaso Gobernador)
Bajar a IN TAN(fuera de meridiano) en el entrecejo. Luego hacia fuera recorriendo la ceja: primero el punto TZAN TCHOU(2 de vejiga) (Lamina 7) en el agujero supraorbitario, luego a YU IAO en el medio del arco superciliar, "seguir a TZ CHU KUONG (23 de triple reca-lentador (Lámina 10) en cola de ceja y finalmente a TAI YANG SHUE en el centro de la depresión de la sien.
Apretar firmemente los 7 puntos. Deslizar los dedos de uno a otro con menos presión. Al finalizar el recorrido,  golpear con talón de palma derecha el punto SHANG SHING, en la línea media por arriba del SHENG TIN. Hacer 18 veces. (ver figura 20)

### b) Nota importante

Presión equilibrada en ambos lados. Deslizar con presión moderada y apretar con fuerza sobre los puntos sin llegar a lastimar.

### c) Efectos

Actúa sobre el meridiano de estómago. Especialmente indicado para enfermedades de los ojos.
Favorece la desaparición de cefaleas (dolores de cabeza), jaquecas o migrañas. Terapia rehabilitante de la parálisis facial. Despeja y aclara la mente.

### 2) T'UEI PAI HUE I FON CHZ FA

"Método de empujar el PAI HUE o punto 20 de vaso gobernador (Lamina 3) y el FON CHUE o punto 20 de vesícula biliar"(Lámina 11)

### a) Ejercicio

Con la misma técnica del ejercicio anterior, apretar con el dedo mediano de ambas manos los puntos TUO WEI. De ahí a línea media en SHENG TIN. Luego hacia arriba y atrás hasta base de nuca. Ambos dedos se separan hasta el punto FON CHUE ubicado bajo la protuberancia occipital. Por afuera y abajo del cuello llegar al punto TIEN TDU (22 de REN MAI) ( lamina 14 ) en la fosa supraesternal.

Durante el recorrido se presionan los siguientes puntos:

1. TUO WEI (Punto 8 de Estómago)(Lamina 3)
2. SHENG TIN (Punto 24 de Vaso Gobernador) Meridiano TUNG MAI (Lamina 13)
3. SHANG SHIN (Punto 23 de vaso gobernador) Meri-diano TUNG MAI.
4. SHING JUE(Punto 22 de vaso gobernador) Meridiano TUNG MAI.
5. CHIENG TIN (Punto 20 de vaso gobernador) Meri-diano TUNG MAI.
6. PAI HUE (Punto 20 de vaso gobernador) Meridiano TUNG MAI.
7. JOU TIN (Punto 19 de vaso gobernador) Meridiano TUNG MAI.
8. CHIANG CHIEN (Punto 18 de vaso gobernador) Meridiano TUNG MAI.
9) NAO IN (Punto 17 de vaso gobernador) Meridiano TUNG MAI.
10. FUONG FU(Punto 16 de vaso gobernador) Meridiano TUNG MAI
11. FON CHUE (Punto 20 de Vesícula biliar) Meridiano TUNG MAI (Lamina 11)
12. TIEN TDU (Punto 22 de vaso concepción) Meridiano REN MAI(Lamina 14) (Ver figuras 21 a 23)

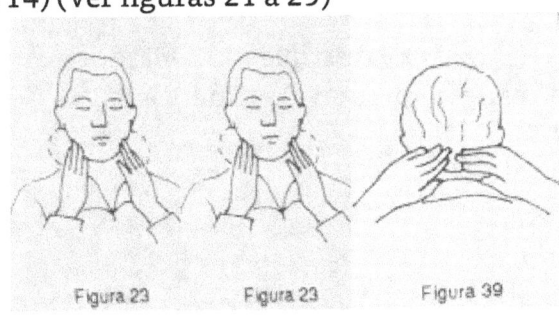

Figura 23          Figura 23          Figura 39

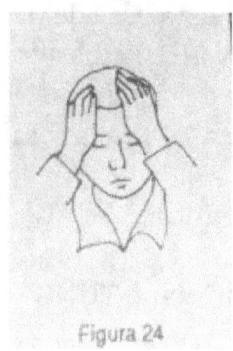

Figura 24

**b) nota importante**

Igual al ejercicio anterior

**c) efectos**

Brinda salud al meridiano de estómago y estimula los meridianos vaso gobernador y vaso concepción. Mejora el funcionamiento de la vesícula biliar.

**3) T'UEI LÍAN MEI LIN KUU FA**
**" Método de empujar el arco superciliar"**
**a) Ejercicio**

Con nudillos de ambos pulgares o con talón de mano apretar los arcos superciliares (cejas), deslizándolos
de adentro hacia afuera. Repetir18 veces. Se estimulan 3 puntos:
1.TZAN TCHOU 2 de vejiga. Lámina 7)
2) YU IAO
3) TZU CHU KUONG (23 de triple recalentador. Lámina 10)
Los tres fueron descriptos en el primer ejercicio. (ver Figura 24)

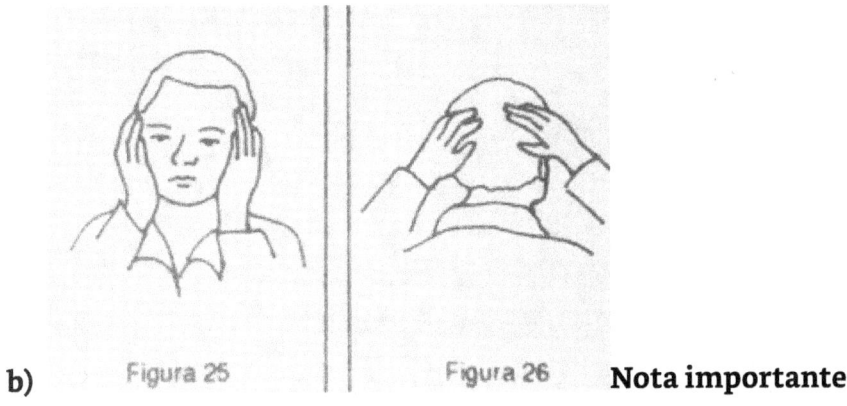

Figura 25    Figura 26

**b)** **Nota importante**

Igual al primer ejercicio .

### c) efectos

Da salud al meridiano triple recalentador. Adecuada terapia de la migraña y de los zumbidos de oído. Hace desaparecer la fatiga visual.

**4) T'UEI TOU WU**
**" Método empujar la cabeza"**

### a) Ejercicio

Friccionar palmas hasta calentarlas. Con talón de ambas manos, se presiona desde mentón hacia arriba y atrás pasando por pómulos y ojos. Las manos continúan paralelas a cada lado de la frente, cabeza hasta la nuca (punto FON CHUE, 20 de vesícula biliar. Lámi-na11).vuelven hacia adelante al punto de partida. Hacer 18 veces.(Ver figuras 25 y 26)

### b) nota importante

Igual al ejercicio 1. Las mujeres pueden, al llegar al cuero cabelludo, poner las manos como garras y así presionar hasta y desde la nuca.

### c) efectos

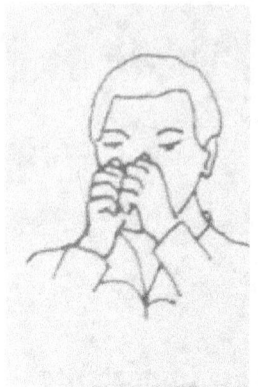

Figura 27

Su acción primordial, es para obtener una conveniente elasticidad y consiguiente salud del tejido cerebral.

### 5) T'UEI NIEN SHOW FA
**"Método empujar el surco que va desde el ángulo interno del ojo hasta el ala de la nariz"**

#### a) Ejercicio
Calentar frotando los nudillos de los pulgares. Frotar desde punto CHIN MING (1 de vejiga. lámina 7) en el ángulo interno del ojo al punto IN SCHANG en el ala de la nariz. 36 veces pero sólo de arriba hacia abajo (ver figura 27)

#### b) nota importante
Ritmo parejo, fuerza media

#### c) Efectos
La línea NIEN SHOW corresponde al meridiano de vejiga. Cura la conjuntivitis. Disminuye el" fuego" del pulmón y de corazón por lo que se indica para el tratamiento de resfríos estacionarios, bronquitis agudas, asma bronquial, estados alérgicos catarrales, sinusitis, broncoesfisema, insuficiencia cardíaca (especialmente congestiva), arteriosclerosis coronaria, etcétera.

### 6) T'UEI SHUN FU FA
"Método de empujar el pecho y el abdomen"

## a) Ejercicio

Comienza con palma derecha apoyada en el punto ZHONG FU (1de pulmón. Lámina 1) de la izquierda. Baja hasta la tetilla, surco submamario y cruza en diagonal al otro lado hasta el flanco derecho.

De ahí sube a reborde costal donde termina. En su reco-rrido se estimulan los siguientes puntos:

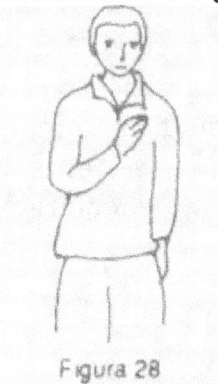

Figura 28

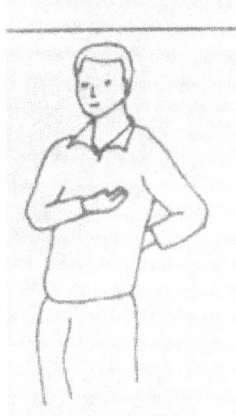

Figura 29

1. ZHONG FU (Punto 1 de pulmón)(Lámina 1)
2. RU CHUANG (Punto 17 de Estómago)tetilla (Lamina 3)
3. RU KEN(Punto 18 de Estómago) Surco submamario
4. CHONG WAN (Punto 12 de vaso concepción) Línea media (Lámina 14)
5. TIEN ZHU (Punto 24 de estómago) Flanco (Lamina 3)
6. CHIN WEN (Punto 25 de vesícula) Reborde costal (Lámina 11)

Al mismo tiempo la palma izquierda baja CHIN WEN de ese lado a JUAN TIAO (30 de vesícula) en la cadera. Hacer 18 veces de cada lado. (ver Figuras 28 y 29)

### b) Nota importante
Mover las manos simultáneamente con fuerza mediana .

### c) Efectos
Da salud y fortifica los cinco órganos y las seis vísceras. Brinda energía y estimulan la circulación sanguínea. Está indicado para el tratamiento de la sangre extravasada (equimosis, hematomas). Limpia la tráquea y los bronquios al fluidificar las secreciones mucopurulentas pulmonares (sinusitis, traqueobronquitis , bronquiectasias, enfisema, neumopatias, etc).

### 7)TUE LIAN T'UEI BU
### "Método de empujar las piernas"

### a) Ejercicio
Sentado en el piso con piernas extendidas y espalda

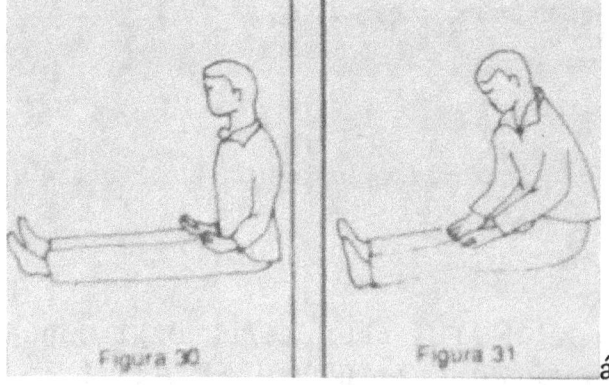

Figura 30.    Figura 31

en ángulo recto. Con talón de palma de ambas manos empujar hacia delante desde punto BI GUAN.(30 de estómago)(Lámina 3). Pasa por puntos 31, 32, 33 (FU TU, YIN SHI,LIAN CHU) y termina en ZU SAN LI (35 de estómago. Lámina 3) Luego con el cuerpo inclinado pero con la espalda recta, masajear con el dedo mayor en forma circular el punto CHENG SHAN (57 de vejiga. Lámina 7) después el WEI TUN (WEI HOZG. 40 de vejiga), el YING MEN(37 de vejiga) y por último, el CHENG FU(36 de vejiga). Hacer 36 veces (ver figuras 30 y 31)

**b)Nota importante**

Desarrollar el ejercicio con el cuerpo relajado, empujar de manera suave y rítmica.

**c) Efectos**

**Otorga salud al meridiano de estómago y al de vejiga.**

**SERIE IV**
**JUEII TUEN FA**
JUEII: Retorno.    TUEN: Primavera
**" Método de retorno a la primavera"**

**A) TSUO FA**
**"Método de frotar manos"**

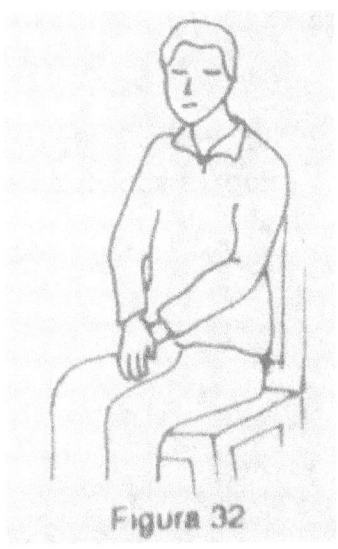

Figura 32

**a) Ejercicio**

Sentado en el piso con espalda recta y piernas cruzadas en posición de TA TSO, de loto, Buda, etc. o en su defecto, en una silla con la espalda recta y las rodillas en un ángulo de 90 grados. Palmas de manos apoyadas suavemente cerca de las rodillas. Boca cerrada, punta de lengua ubicada entre encía y raíz de dientes superiores. Ojos cerrados. Concentrar pensamiento en TAN TIEN durante cinco minutos. Previamente a ello, inspirar profundo y exhalar en tres veces con boca abierta en forma de O. Concentrar pensamiento en TAN TIEN. Frotar palmas de manos entre sí, hasta calentarlas. Luego con palma derecha frotar centro de dorso de mano izquierda (punto LOU KUNG de dorso). Frotar nuevamente las palmas entre sí y cambiar de manos. Frotar cada LOU KUNG SHUE 81 veces. Terminar el ejercicio con un eructo espontáneo.(Ver figura 32)

### b)Nota importante

La finalidad de eructar es ayudar a eliminar el CHI gastado o viejo, y hacer fluir el nuevo. Es imprescindible eructar como signo inequívoco de que el ejercicio fue bien realizado. No debe provocarse, sinó surgir espontáneamente. Frotar el punto justo con fuerza mediana y a ritmo lento.

### c) Efectos

Excelente para la regulación térmica del cuerpo. Evita la sensación de excesivo frío (debilidad) o calor (estados febriles). Aumenta las defensas del organismo.

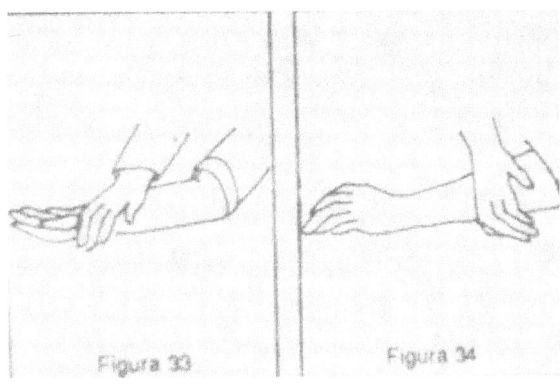

Figura 33    Figura 34

## 2) TSUO BE FA
### "Método de frotar brazos"

### a) Ejercicio
Sentado igual que para ejercicio anterior. Estirar brazo izquierdo con palma hacia arriba. Con punto LOU KUNG rotar tres meridianos de brazo opuesto. Primero desde punto NEI KUAN (6 de sexualida. Lámina 9) hasta punto CHU TZE(11 de intestino grueso. Lámina 2). Frotar de abajo hacia arriba. Luego girar mano izquierda colocando la palma hacia abajo. Masajear bajando desde parte externa de codo (punto TIAN JING. 10 de triple recalentador. Lámina 10) hasta punto WAIN KUAN(5 de meridiano triple recalentador).
Sube por meridiano Yin y baja por Yang. Hacer 36 veces con cada mano.( ver figuras 33 y 34)

### b)Nota importante
Subir y bajar en forma continuada, sin cortar. Presión mediana (Natural).

### c) Efectos
Sirve para aflojar los meridianos y mejorar la circulación del CHI por ellos. Indicado para tratar las artrosis y las artritis de codo. Tenosinovitis y tendinitis en esa localización ("codo de tenista"). También se usa para enfermedades intestinales y de estómago, así como para tratar adenopatías (ganglios ) de cuello, aún   el

escrófulo .
(tuberculosis de los ganglios linfáticos cervicales).

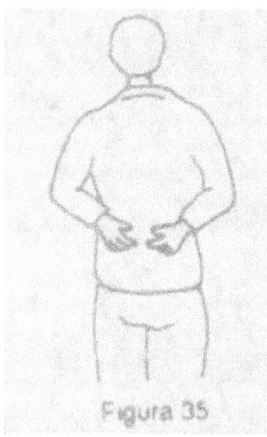

Figura 35

## 3) LIEN SHEN SHU FA
**" Método de frotar ambas zonas renales"**

### a) Ejercicio
Masajear con ojo de puño, ( lámina 15) ejerciendo fuerza con primera falange del pulgar y del índice "sobre zona renal en SHENG TSH'U (punto 23 del meridiano de vejiga. Lamina 7) 81 veces hacia arriba y abajo. ( ver figura 35)

### b) Nota importante
Imprimir a las manos fuerza superior a lo normal. Apretar dientes y enrollar la lengua hacia arriba y atrás con intensidad progresiva. Tragar naturalmente la abundante saliva formada.

### c) Efectos
Da salud al riñón y al Meridiano TAE MAE ( cintura ) al que desbloquea. Mejora la circulación general del CHI y de la sangre. Cura el ardor y el dolor de cintura, así como también los edemas (hinchazón) de piernas.

### 4) TSO YOUNG CHUAN TAI CHUONG
"Frotar puntos YOUNG CHUAN (1de Riñón. Lámina 8) y TAI CHUONG(3 de hígado. Lámina 12)

#### a)Ejercicio
Sentado en la cama o en el suelo, pierna izquierda flexionada, friccionar con cantos de ambas manos los puntos YOUNG CHUAN (planta del pie)y TAO CHUONG (dorso del pie) 81 veces. Repetir con el pie derecho.( ver figuras 36y 37)

#### b)Nota importante
Mientras se hace el ejercicio, pensar que un hilo tira las orejas hacia arriba y otro la cabeza desde el punto PAI HUE en la coronilla.

#### c) Efectos
Indicado para el tratamiento de todas las neurosis, los trastornos hepáticos, enfermedades de los ojos, y para bajar la tensión arterial en la hipertensión de cualquier origen.
Teoría: Al friccionar al punto YUNG CHUAN, la energía sube por los meridianos internos de las piernas y por TUNG MAI llega hasta PAI HUE. De ahí se derrama bajando por todo el cuerpo, y así disminuye la presión arterial. Para este fin hacerlo durante 5 minutos frotando sólo la planta de cada pie.

### B) ROU FA
" Método de masaje circular"

#### 1) ROU LIAN TAI YANG SHUE
" Masaje circular de los dos puntos TAI YANG( fuera de Meridiano)"

#### a) Ejercicio
Frotar circularmente hacia adelante, con talones de manos semicerradas, los puntos ubicados en la depresión de ambas sienes. 36 veces. ( ver Figura 38)

### b) Nota importante

Fuerza natural, normal. Con los párpados cerrados, concentrar la mirada en el ángulo interno de los ojos.

### c) Efectos

Aumenta las defensas del organismo ante las agresiones externas climáticas (viento, frío, calor, etc)  Despeja la cabeza. Elimina el cansancio y la fatiga.

### 2) ROU LIAN FON CHUE SHUE
**" Masaje circular de los dos puntos FON CHUE( 20 de vesícula biliar)" (Lámina 11)**

### a) Ejercicio

Con pulpejos de dedos apoyados en región occipital y los de los mayores sobre puntos FON CHUE, ejercer un masaje circular hacia fuera. 36 veces. (ver figura 39).

### b) Nota importante

Apoyar el dedo mayor con más fuerza sobre los puntos.

### c) Efectos

El punto FON CHUE está relacionado con  vesícula
biliar (20). Evita las enfermedades y trastornos provocados por los factores climáticos (viento, frío, calor, humedad, etc.) Preventivo y curativo de los resfríos.

### 3) ROU LIAN CHI YEN SHUE
" Masaje circular de los dos puntos CHIN YEN (fuera de meridiano)"

### a) Ejercicio

Sentado con las rodillas en ángulo recto, masajear circularmente con palmas (puntos LOU KUNG), de afuera hacia dentro sobre punto CHI YEN (fuera de Meridiano), ubicado en la línea articular de la rodilla, en el borde interno e inferior de la rótula 36 veces o más hasta ca-lentar convenientemente la zona. Luego con pulpejo de dedo pulgar, presionar circularmente el punto de adentro hacia afuera. También 36 veces. ( ver figuras 40 y 41)

### b) Nota importante
Calentar bien la zona y presionar en el punto exacto.

### c) Efectos
Artrosis y artritis de rodilla de cualquier origen ( reumático, infeccioso, etc.) Síndrome meniscal. Evita y cura el enfriamiento de miembros inferiores.

## C) TI FA
## "Método de tirar"
## 1) TI IN TAN
## "Tirar del puño IN TAN (fuera de Meridiano)"

### a) Ejercicio
Pellizcar con dedos pulgar a índice de mano derecha el entrecejo 81 veces.( Ver figura 42)

### b) Nota importante
La zona debe quedar en color rosado. Más intenso si hay enfermedad.

### c) Efectos

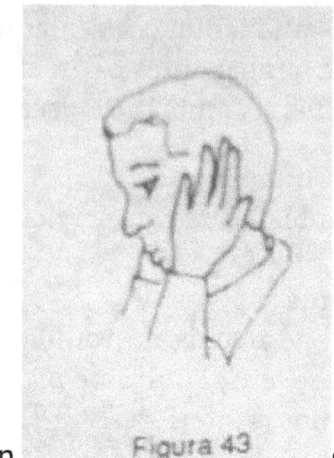

Figura 43

Cura dolor de cabeza localizado en sienes y frente ( cefálea frontotemporal ). Mejora la visión borrosa. Baja la presión arterial aumentada.


**D) MIN FA**
**"Método del ruido"**
**1) MIN TIEN KU**
MIN: Ruido
**"Tamborileo Celestial"**

**a) Ejercicio**
Con palmas de manos tapar oídos, y con dedo índice sobre mayor, golpear deslizándolo hasta el punto U CH'ENG (9 de meridiano de vejiga. Lámina 7), en región occipital, 18 veces.(Ver figura 43)

**b)Nota importante**
Debe producirse un sonido similar al eco.

**c) Efectos**
Cura enfermedades del oído ( otitis, hipoacusia etc) despeja la cabeza.

**2) MIN AR KU**

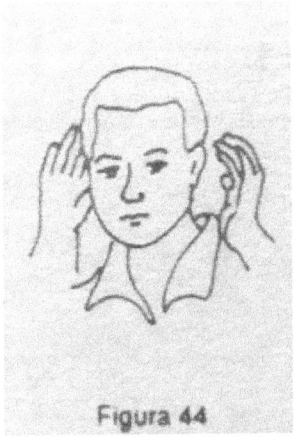

Figura 44

MIN: Ruido    AR:Oreja.  RUN:conducto auditivo
**" Ruido en la oreja y en el conducto auditivo"**

**a)Ejercicio**
Con palmas de manos presionar fuertemente sobre oídos y soltar de golpe ( efecto de sopapa),  18 veces ( ver figura 44)

**b)Nota importante**
Acción de succión y ruido que puede provocar dolor.

**c) Efectos**
Los mismos que para ejercicio anterior.
**E) TUAN FA**
**"Método del tornillo"**
**1)TUAN LIAN AR KUNG**
TUAN: Atornillar    LIAN: Dos    AR: Orejas

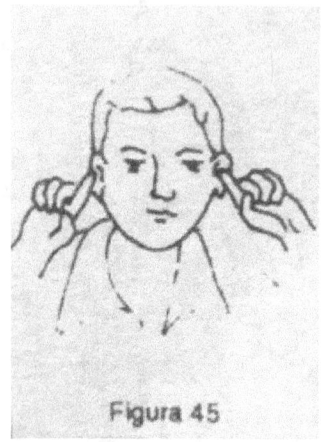

Figura 45

KUNG: Orificio externo del oído.
**"Atornillar los dos orificios externos del oído"**

**a) Ejercicio**
Con pulpejos de los dedos índice apoyados en el orificio externo de cada oído, girar hacia adelante y atrás,18 veces. (Ver figura 45)

**b) Nota importante**
Ajustar bien el dedo al orificio.

**c) Efectos**
Estimula el Yang de riñón ya que el orificio externo del oído transmite a ese meridiano. Apropiado en las enfermedades del riñón y en la impotencia sexual. Mejora la sordera (hipoacusia).

**E) SHUEN FA**
**" Método de girar"**
**1) SHUEN YEN FA**
**" Método de girar pupilas"**

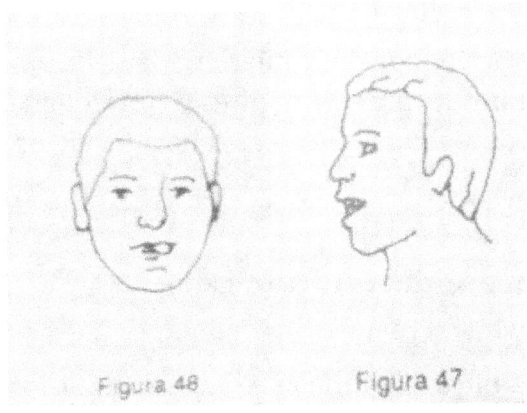

Figura 48          Figura 47

## a) Ejercicio
Mirar al frente. Girar pupilas hacia derecha, izquierda y

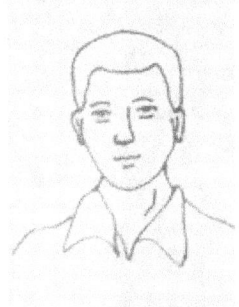

Figura 46          derecha. Repetir tres veces con lo que se completa un ciclo. Esperar 2 segundos y girar nuevamente. Hacer 36 ciclos( ver figura 46)

**b)Nota importante:** Ojos concentrados al frente en un punto lejano. Aumentar la fuerza de la mirada al girar. Practicar sin anteojos

## c) Efectos
Sirve para mejorar la miopía y la visión débil, practicándolo dos veces por día. El efecto es más fuerte en los jóvenes.

## G) KOU SHUEN FA
KOU: Golpear.     SHUEN: Girar
**1)" Método de golpear y girar".**

## a) Ejercicio

Golpear dientes entre si, y girar lengua de izquierda a derecha por delante de los dientes. Golpear nuevamente dientes y girar lengua derecha izquierda 9 golpes conforman un ciclo. Realizar 36 ciclos. ( ver figuras 47 y 48)

## b)Nota importante

Ritmo uniforme . Cada vez que se junta saliva tragarla.

## c) Efectos

Aumenta la circulación de sangre en las encías evita la caída de los dientes. Indicada en la gingivitis y paradentosis. Tragar saliva es bueno para el estómago y como sedante nervioso.

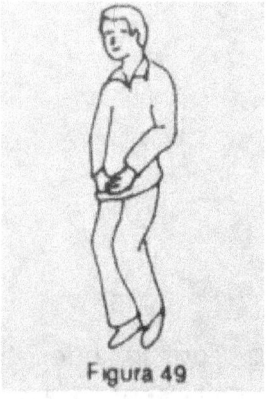

Figura 49

## H) TOY FA
## "Método del Temblor"
## 1)TOU SHIAO FA

TOU: Temblor.     SHIAO: Pequeño     FU:panza

**" Temblor del abdomen inferior"**

## a) Ejercicio

Parado con los pies paralelos y las rodillas ligeramente flexionadas. Apoyar la palma derecha con la izquierda encima, sobre abdomen inferior. Presionar hacia arriba y adentro y aflojar. Hacer 81 veces. ( ver figura 49)

### b)Nota importante

Inspirar al apretar y espirar al soltar. Aumentar paulatinamente la presión y la velocidad.

### c)Efectos

Previene y cura enfermedades de los órganos abdominales, en especial, intestino delgado y grueso. Mejora la circulación sanguínea y limpia y renueva la energía abdominal.

**SERIE V**
**YEN SHOU WU FA**
YEN SHOU: Larga vida    SHEU: 15    FA: Métodos
**"Quince métodos para obtener longevidad"**
**1) ROU PAI HUE SHUE**
**"Masaje circular del punto PAI HUE"(20 de TUNG MAI . Lámina 13)**

### a) Ejercicio

Mientras palma derecha masajea circularmente en    PAI

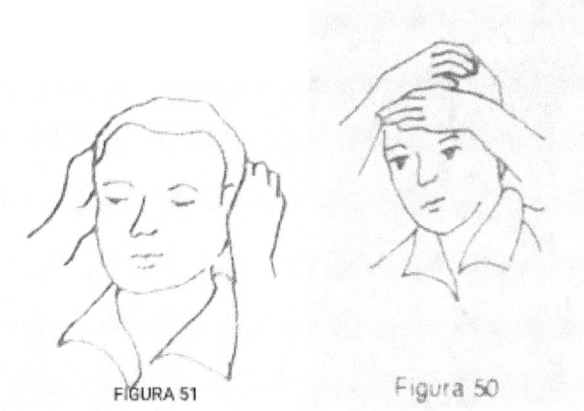

FIGURA 51                    Figura 50

HUE( en la coronilla) de adelante hacia atrás, la izquierda lo hace en la frente en dirección contraria. Hacer 81 veces.(Ver figura 50)

### b) Nota importante

Presión pareja de ritmo uniforme. Hombros relajados. Respiración lenta, profunda y en TAN TIEN.
Tanto en esta práctica como en todas las demás, debe tenerse en

cuenta la relación entre:

FAN SUN:Relajado.   CHIN: Tenso

En I CHUAN, por medio del pensamiento, pasar de un estado al otro en forma continua y rápida ( corriente alterna).

En TAI CHI el pasaje de un Estado al otro realizado en forma más lenta y parcial.

En CHI KUNG blando es FAN SUN externo con CHIN interior.

### c) Efectos

PAI HUE significa unión de muchos y se refiere a que por el pasan todos los meridianos.

### 2)ROU AR MEN FA

ROU: Masaje circular    AR: Oreja    MEN: Puerta

### a) Ejercicio

Con palmas sobre orejas y dedos apoyados en la nuca, masajear circularmente hacia adelante. hacer 81 veces.( ver figura 51)

### b) Nota importante

igual a 1.

### c) Efectos

La medicina tradicional china relaciona orejas con riñón. " Da

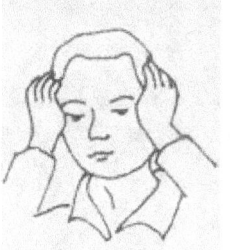

Figura 52

salud al riñón y         la salud del riñón mejora la audición". Aconsejado para los trastornos visuales.

### 3) ROU TUNG TCHE LIAO FA

" Método del masaje circular al punto TCHE LIAO( 1 de vesícula biliar. Lámina 11)

## a) Ejercicio

Con la eminencia hipotenar (zona ubicada en la palma de la mano, prolongación de la línea del dedo meñique, casillas llegar a la muñeca) de almacenaje circular hacia delante sobre puntos TCHE LIAO en el rabillo del ojo. Hacer 81 veces. ( ver figura 52)

## b) Nota importante

Fuerza natural

## c) Efectos

El ojo se relaciona con el hígado (M.Tr.Ch.) por lo que da salud a este órgano. Saca " frío y viento " del cuerpo. Hace quitar frío y la energía bloqueada en las enfermedades del hígado. Aumenta las defensas para las hepatitis (inflamación del hígado)

Por este mecanismo brinda saluda al pulmón y al corazón. Mejora la visión. Incrementa la energía corporal otorgando vigor.

## 4)ROU CHIN MING FA

**" Método del masaje circular al punto CHIN MING(1de vejiga. Lámina 7)**

## a) Ejercicio

Con los ojos cerrados, masajear circularmente hacia fuera en puntos CHIN MING, ubicados en la comisura interna del

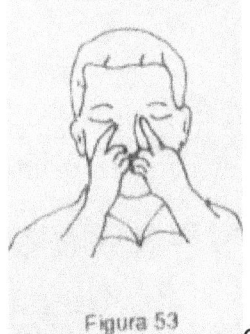

Figura 53

ojo. Hacer 81 veces.( ver fi-gura 53)

Igual al ejercicio 3.

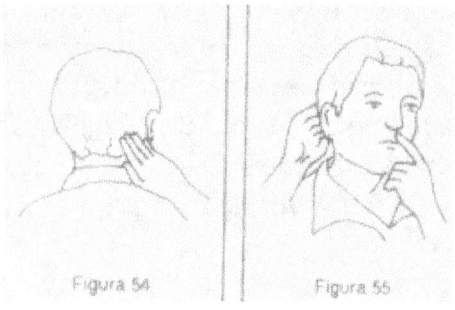

Figura 54   Figura 55

## 5) ROU NIEN SHOU TIEN T´CHU FA

NIEN SHOU:Larga vida

**"Masaje circular de los puntos SHOU TIEN T'CHU(10 de vejiga) (Lámina 7)"**

### a) Ejercicio

Con dedo índice izquierdo, girar hacia la derecha en punto NIEN SHOU. Ubicado en la línea media a medio centímetro por debajo de la nariz.

Con dedo mayor derecho girar hacia la izquierda sobre punto TIEN T'CHU, en la nuca, 2 cm por fuera de línea media. Invertir lado y manos. Hacer 45 veces cada uno. ( ver figuras 54 y 55)

### b) Nota importante

Precio de uniforme y natural.

### c) Efectos

El trabajo sobre el punto NIEN SHOU (" Puerta del pulmón") sirve para limpiar los pulmones de secreciones. Cura el asma. Indicado para cualquier patología broncopulmonar.

## 6)ROU JEN CHUANG TIEN T'CHU FA

**"Masaje circular de los JEN CHUANG (26 de Vaso Gobernador) (Lámina 13) y TIEN T'CHU (10 de vejiga)"(Lámina 7)**

### a) Ejercicio

Todo igual al ejercicio anterior, pero en este caso el dedo

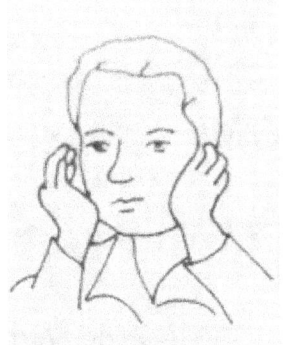

Figura 56 índice debe presionar el punto JEN CHUANG, localizado en la línea media, a mitad de camino entre nariz y labio superior. Hacer 81 veces. invertir.

**b) Nota importante**
Fuerza pareja.

**c) Efectos**
Tratamiento de emergencia para el descenso brusco de presión arterial de cualquier origen. Terapéutico de elección en el Shock y el síncope. También indicado en la insolación y la epilepsia. En este último caso, recordar antes de proceder al masaje colocar un objeto entre los dientes para evitar la mordedura de lengua.

**7)ROU YA KUEN FA**
ROU: Masaje circular YA : Diente
KUEN:Encía

**a) Ejercicio**
Con talón de palma ciudad semicerrados, masajear circularmente hacia delante, en la zona del ángulo del maxilar, aproximadamente 2 cm por delante del lóbulo de la oreja. Hacer 81 veces. (ver figura 56).

**b)Nota importante**
Realizar con dos manos simultáneamente, fuerza na-tural de

ritmo uniforme.

## c) Efectos
Aumenta las defensas a las enfermedades dentarias y de las encías (gingivitis, piorrea, caries). Desbloquea energía en el meridiano del riñón.

## 8) ROU SHANG CHUONG FA
" masaje circular del punto SHANG CHUONG  (17 de Vaso concepción". Lámina 14)

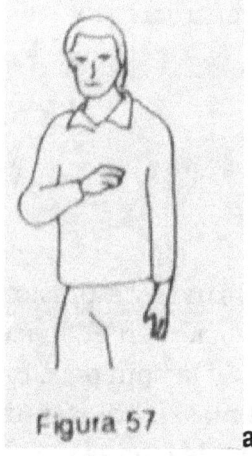

Figura 57        a

## a) Ejercicio
Con talón de palma de mano derecha o izquierda, masajear circularmente, una vez a derecha y otra izquierda, el punto 17 de vaso Concepción, ubicada exactamente la línea media en el trayecto entre ambas tetillas . Hacer 81 veces. ver figura 57)

## b)Nota importante:
Actuar justo en el punto con fuerza natural y hombros relajados.

## d) Efectos
El punto SHANG CHUONG está en el centro de la zona denominada TAN TIEN del medio, donde al igual que en el superior e inferior existe un "Océano de energía". El masaje

circular de este punto, desbloquea la energía dañina acumulada por tensiones emocionales, stress o de patologías orgánicas localizadas en estómago, pulmones e hígado. Favorece la circulación de energía y de sangre en el corazón, hígado y brazo, mejorando con ello la circulación general de organismo. Por esta acción está especialmente indicada en todas las enfermedades psicosomáticas que reconocen su origen en el stress (gastritis, úlceras gastroduodenales, asma bronquial, hipertensión arterial, neurosis de angustia y depresivas, insuficiencia coronaria, etc)

## 9) ROU YAO SHEN T´SHU JEU IO SHOU FA

YAO: Cintura     JEU: y

**"Masaje circular en cintura de los puntos SHEN T`SHU(23 de vejiga)(Lámina 7)a IO SHOU(2 de vaso Gobernador)"(Lámina 13)**

### a) Ejercicio

Cerrar puños agarrando los pulgares y con la raíz de los mismos masajear con mano izquierda y punto IO SHOU ubicado en el coxis y con mano derecha el punto SHEN T`SHU en la región lumbar entre ambos riñones, a 2 cm a la derecha de la cintura. Invertir manos y lados y repetir 81 veces cada uno.(Ver figura 58)

### b) Nota importante

Apretar el dedo con fuerza y presionar firmemente los puntos con un masaje lento.

### c) Efectos

El punto SHEN T´SHU sirve para mantener el flujo de energía y la fortaleza de los riñones. El buen funcionamiento de estos es la raíz de la salud del organismo.

El punto IO SHOU es la fuente o principio del equili-brio yin-yang. Sirve para restablecer el flujo energético en los cinco órganos y las seis vísceras, cuando debido a defectos congénitos o a abusos y excesos en el diario vivir, la persona no tiene o pierde energía vital.

Da salud al riñón, al tejido cartilaginoso de la columna y mejora los trastornos menstruales.

## 10)  ROU SHEN NA JEU SHIAU FU FA
**SHEN NA: Pubis    JEU: y    SHIAU FU:abdomen**
**"Masaje circular del pubis y el abdomen(Tan tien)"(chi Jai-6 de Ren Mai) (Lámina 14)**

### a) Ejercicio
Con la punta de los dedos en pubis y el corazón del puño de la otra mano en TAN TIEN, masajear circularmente hacia derecha e izquierda 81 veces.(Ver figuras 59 y 60)

### b) Nota importante
Fuerza natural, rimo lento y uniforme.

### c) Efectos
El masaje sobre TAN TIEN brinda energía a todo el organismo. Elimina la constipación intestinal y la digestión lenta. Sobre SHEN NA da salud al riñón, mejora la micción dificultada en los adenomas de próstata (tenesmo).

## 11)  ROU JUAN TIAO FA
**"Masaje circular del punto JUAN TIAO (30 de Vescícula Billiar)"(Lámina 11)**

### a) Ejercicio

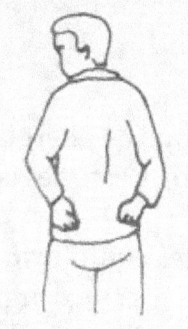

Figura 61

Con ojo de puños masajear circularmente hacia adelante los puntos JUAN TIAO, a ambos lados de caderas.

Hacer 81 veces. (ver figura 61)

**b) Nota importante**
Igual a 10.

**c) Efectos**
Salud al meridiano de vesícula biliar.
Da fuerza a las piernas.

**12)    ROU XUE YAI FA**
"Masaje circular del punto XUE YAI(10 de Bazo. Lámina 4)

**a) Ejercicio**

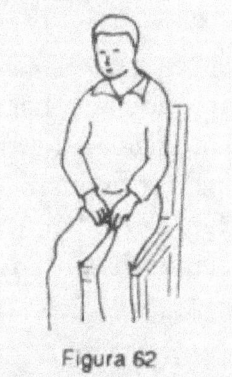

Figura 62

Sentado con piernas semidobladas, elevadas y apoyadas sobre otra silla. Masajear circularmente hacia afuera, con brazos cruzados y con la punta de los cinco dedos juntos, como "pico de grulla", la parte interna del muslo, apro-ximadamente 8cm arriba de la rodilla. Hacer 81 veces. (Ver figura 62)

**b) Nota importante**
Igual a 10.

**c) Efectos**
Otorga energía verdadera y la hace circular libremente al igual que a la sangre, por las piernas y el resto del cuerpo.

**13)    ROU CH´ENG SH´ANG SHUE FA**

"Masaje circular del puerto CH´ENG SH´ANG (57 de vejiga)"Lámina 7)

**a) Ejercicio**

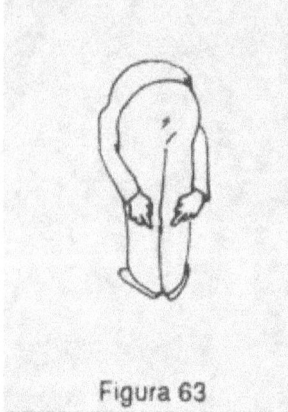

Figura 63

1)En gente normal: Parado, pies juntos, tronco doblado hacia adelante. Con dedo mayor masajear circularmente hacia adentro el punto CH´ENG SH´ANG ubicado en la parte posterior, justo en el centro de la pantorrilla. Hacer 81 veces (Ver figura 63).

2) En persona con presión arterial alta: Hacer el masaje sentados con piernas semiflexionadas, apoyadas en silla.

**b) Nota importante**

El efecto es mayor cuando se estiran los tendones de las piernas, por ello es aconsejable agacharse lo más posible. Ejercer presión firme sobre los puntos.

**c) Efectos**

Previene y cura problemas inherentes a la lumbociática así como también los dolores en la planta del pie. Preventivo de las parálisis de los miembros inferiores.

**14)    ROU CHI YEN FA**
**"Masaje circular del punto CHI YEN (Fuera de meri-diano)**

**a) Ejercicio**

Sentado con piernas en ángulo recto, pies bien apoyados en el piso. Masaje circular de adentro a fuera con dedo mayor, sobre punto CHI YEN, localizado en el borde interno e inferior de la rótula. Hacer 81 veces (Ver figura 64).

**b) Nota importante**
Igual a 13.

**c) Efectos**
Previene y cura problemas inherentes a la lumbociática, así como también a los dolores en la planta del pie. Preventivo de las parálisis de los miembros inferiores.

**15)     ROU CHI YEN FA**
"Masaje circular del punto CHI YEN (Fuera de meri-diano)

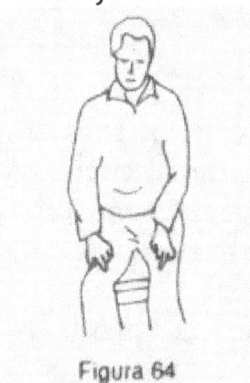

Figura 64

**a) Ejercicio**
Sentado con piernas en ángulo recto, pies bien apoyados en el piso. Masaje circular de dentro a afuera con dedo mayor, sobre punto CHI YEN, localizado en el borde interno e inferior de la rótula. Hacer 81 veces. (Ver figura 64)

**b) Nota importante**
Igual a 13.

**c) Efectos**
Da fuerza y mejora la articulación de la rodilla. (Artrosis, artritis, síndrome meniscal, etc).

Haciéndolo en forma enérgica y rápida durante 5 minutos, elimina las convulsiones en los niños.

## 16) ROU YUNG CHUAN SHUE FA
"Masaje circular del punto YUNG CHUAN(1 de riñón.Lámina 8)

### a) Ejercicio

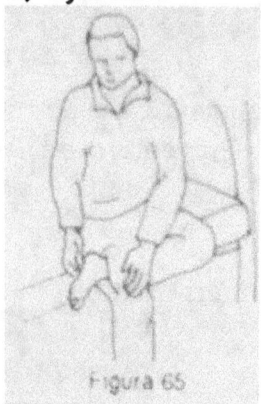

Figura 65

1) Presión normal: Sentado en cama con piernas recogidas. Con dedos pulgares masajear hacia afuera, circular y simultáneamente ambos puntos, ubicados en la línea media, en la unión del tercio anterior con los dos tercios posteriores de la planta del pie. Hacer 81 veces ( Ver figura 65))
2) Presión alta: Durante 3 a 5 minutos masajear linealmente con canto de mano, primero un pie luego otro.

### b) Nota importante
En la hipertensión arterial, tomar la presión antes y después del masaje para evaluar el tiempo correcto. Cuando la presión es baja, utilizar el método normal.

### c) Efectos
Saca "Fuego" del cuerpo. Disminuye la presión en los hipertensos y previene la aparición de esta patología en los normales.

"PRÁCTICA CORRECTA Y EN PROFUNDIDAD DE TODAS LAS DISCIPLINAS CHINAS DEL WUSHU"
Para realizar correctamente y con profundidad todas las disciplinas chinas del WUSHU, (Chi Kung, tai Chi, i chuan, Shaolin, etc) será necesario que el practicante tenga correcta

aplicación en su conducta y esté lleno de perseverancia y paciencia.

Para las prácticas internas, tendrá que pasar por una etapa inicial de purificación, en la cual el discípulo no comerá carne, recordando que este producto tiene adrenalina y noradrenalina, elementos básicamente excitantes, por lo que a la estimulación general se agregará

Inquietud sexual.

Asimismo no ingerirá picantes, bebidas acohólicas, café, cigarrillos y deberá abstenerse de mantener relaciones sexuales.

En general, evtará todo excitante o estimulante durante un período de 36 ó de 100 dias, según diferentes escuelas.

Transcurridos estos lapsos, el practicante podrá volver a su dieta y vida habitual, pero ahora en forma moderada.

## SERIE VI

### TUNG MIEN FA

TUNG: Niño      MIEN: Cara

**"Método de Rejuvenecimiento"**

Para la realización de las series VI a XI, se insiste en la necesidad de hacerlos con perseverancia. Son prácticas para toda la vida. Si no son hechas de manera seria y correcta pueden llegar a ser peligrosas para la salud. Se aconseja llevarlas a cabo en un lugar tranquilo, bien ai-reado y si es posible, debajo de un pino.

### a) Ejercicio

Sentado con piernas cruzadas (Ta Tso, postura del Buda) o en una silla, según edad y condición física.

Para edad avanzada o problemas de salud, se recomienda sentarse en una silla, columna recta sin apoyar en respaldo, con los glúteos (isquiones) en parte delantera del asiento. Piernas en ángulo recto, pies bien apoyados en el piso, paralelos y del ancho de los hombros. Manos sobre rodillas..

Para TA TSO hay tres formas: la más sencilla es sentarse sobre almohadón en el suelo, con las piernas cruzadas (postura de sastre). La siguiente es la posición de medio loto y en ella al igual que en la anterior, el talón de un pie se apoya en el periné, pero aquí el otro talón va ubicado encima del muslo o la pantorrilla. Finalmente la más compleja es la posición de loto, con los pies apoyados sobre ambos muslos con las plantas dirigidas hacia arriba. (Ver figuras 66 a 68) Las cuatro posiciones tienen el mismo valor para la práctica.

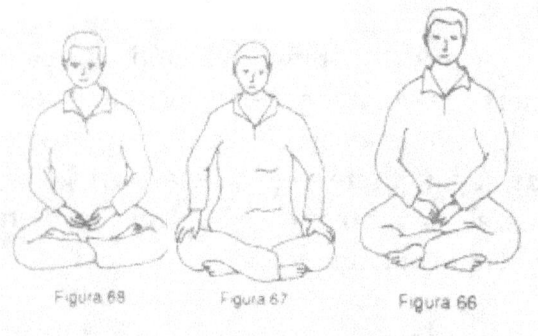

Figura 68        Figura 67        Figura 66

Las manos pueden ir indistintamente, también en 4 posiciones: La primera es, tanto para el sentado en la silla como en el suelo, con las palmas apoyadas en las rodi-llas. Las restantes posiciones son para los sentados en el suelo. La segunda es cerrando en forma de círculo, los pulpejos de los dedos mayor y pulgar. La tercera es con ambas palmas hacia arriba, apoyando la mano izquierda sobre la derecha, hasta que la punta de ambos pulgares se toquen. La cuarta es para el TAI CHI TSO, tenéis a la izquierda de forma un círculo con el pulgar y el índice. El pulgar de la derecha se introduce por él y toca el LOU KUNG (8 de sexualidad. Lámina 9) de la palma izquierda, mientras el índice hace lo mismo con el LOU KUNG dorsal.

Cuerpo derecho, natural, ojos semicerrados, lengua toca paladar en inserción de dientes superiores.

Ubicado en la posición, deberá concentrar la atención y dejar de lado todo pensamiento, para obtener el I SHOU TAN TIEN

" Guardar el pensamiento, concentrarse, proteger el TAN TIEN"

Respiración de ritmo uniforme, suave, larga y abdominal muy baja(TAN TIEN) e inversa (FA KU CHI)

Con el pensamiento se introducen energía estéreo cósmica y se moviliza la innata.

El CHI penetra por el SHAN TAN TIEN o Tan Tien superior ubicado en la zona del NIWAN KUNG ( entrecejo y parte superior de nariz) siempre usando el pensamiento, baja la energía al Tan Tien del medio (CHUONG TAN TIEN) es la zona precordial. Seguir descendiendo hasta el Tan Tien inferior (SHA TAN TIEN), región ubicada a 2 traveses de dedo por abajo y 2 por adentro del ombligo. Luego sigue por HUE IN en el periné y asciende por columna (TUNG MAI) hasta HO TAN TIEN o Tan Tien posterior, en la zona que rodea al punto MIN MENG localizado en la línea media de la cintura, justo detrás del ombligo.

Allí termina el circuito con purificación de la energía en los cuatro TAN TIEN. Ese CHI limpio es elevado por la co-lumna hasta la cabeza (cerebro) con centro en el punto de PAI HUE en la coronilla. (Ver figura 69)

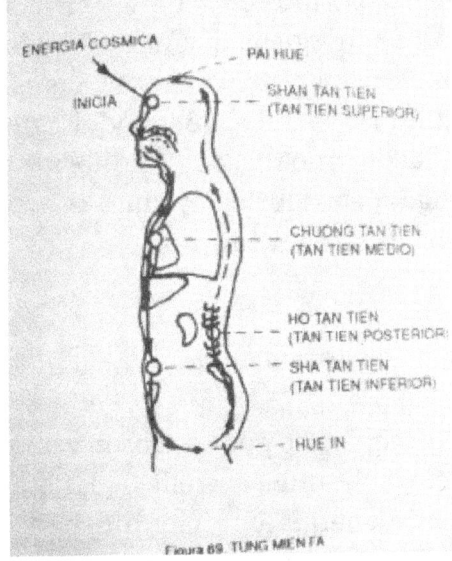

Figura 69. TUNG MEN FA

En el momento en que la energía llega a cada Tan Tien, el pensamiento se concentra en la palabra que lo identifica: Tan Tien superior, medio, inferior, posterior.

Dieciocho circuitos comprenden una serie. Repetir el ejercicio 9 series. También se puede realizar 8 series de 8 circuitos cada una.

## b) Nota importante

Al terminar las series es importante obtener el SHIN YIN, corazón tranquilo y silencioso y el cuerpo relajado, sin tensiones. Con estas dos condiciones se entra en RU TIN, silencio y serenidad suprema, permaneciendo en este estado el tiempo que cada practicante desee

Es de destacar que se debe imaginar que la energía, al llegar a cada Tan Tien, describe un círculo a su alrededor.

## c) Efectos

Las tres religiones ( budista, taoísta y confusionista) consideran al Tan Tien como un elemento importante e indivisible. Cada uno es el todo.

Previene y cura todas las enfermedades relacionadas con la orina y el sistema de reproducción masculino y femenino indicado en las dismenorreas ( menstruaciones dolorosas).

Aumenta la salud y la circulación de energía y de sangre de todos los organismos. A través de eso mejora los cinco órganos y las seis visceras obteniendo el justo equilibrio entre el fuego y el agua. También obtiene un rostro con piel de tono rosado (Equilibrio del fuego) y tersa, elástica, y sin arrugas ( equilibrio del agua)

Con eso se obtiene el TUNG MEN o "rostro juvenil".

## SERIE VII
## SHIAO TUNG TIEN
### "Pequeño circuito celestial"

Antiguamente en China, se determinó por la obser-vación astronómica que además del cielo, sol, luna , estrellas, planetas, etc, en el universo había líneas de energía que circundaban la tierra. El giro diario de ésta, re-ferente al campo energía que la rodea, se puede similar a lo que ocurre con las personas que practican este ejercicio, en el que la energía, además de circular internamente, también lo hace alrededor del cuerpo a una distancia de aproximadamente 15 cm.

Para el taoísmo hay tres etapas de perfeccionamiento: En

la primera la esencia (CHING) se transforma en energía( CHI) en la segunda la energía se convierte en espíritu vital o vitalidad(SHEN); en la tercera el espíritu vital se transforma en vacío (HSU).

EL SHIAO TUNG TIEN es mencionado por primera vez en el libro LI CHI HUE LIN PIEN SHU.

### a) Ejercicio

Sentado, en Ta Tso o en silla, o en cualquiera de las cuatro posiciones mencionadas en la serie VI. Mano de-recha abajo, izquierda arriba tocando la punta de los pulgares. Ojos cerrados suavemente. A comienzo hacer respiración natural directa (SUN KU CHI), hasta tranquilizar la mente, dejando de lado todo pensamiento. Luego cambiar a inversa (FA KU CHI) y realizar I SHOU TAN TIEN (concentración en el Tan Tien) hasta conseguir en la zona una agradable sensación de tibieza, que comienza con la percepción de una pequeña cera que más tarde se expande hasta abarcar todo el abdomen.

Una vez conseguida esta sensación de calor en el Tan Tien, con la mente se dirige la energía hacia abajo, a HUE IN en el periné. De ahí y por TUNG MAI sube penetrando en el punto CHAN CHIANG (coxis) en la columna lumbar y sigue ascendiendo por el centro del cuerpo vertebral (Tejido esponjoso, trabeculado) hasta el punto MING MIEN (Centro de la vida). Por la columna dorsal se llega al TA CHUI en la protuberancia de la séptima vértebra cervical y sube por las cervicales a PAI HUE en la coronilla. Luego desciende hasta el punto ING CHIAO (28 de Vaso Concepción) en el hueco donde comienza le sigue a SHANG CHUONG, en la línea media entre ambas tetillas y pasa a CHIOU WEI (15 de Vaso concepción) en la punta del esternón. Luego desciende a SHENG CHUE en el ombligo, llega a TAN TIEN y termina en HUE IN (Ver figura 70)

Realizar este circuito 18 veces.

### b) Nota importante

El tiempo necesario para conseguir tranquilidad mental y

calor en Tan Tien, varía con cada persona. No debe iniciarse el ejercicio sin haberlos obtenido. Mientras la energía gira en el circuito interno, pensar en el nombre de cada centro que recorre. El practicante avanzado puede repetir el circuito 36, 48, 64 u 81 veces.

También esta práctica tiene en su interior varios elementos que se irán descubriendo paulatinamente.

1) LIEN CHI:"Purificarse uno mismo"
2) TIAO YAO o TIAO CHIH "Combinar un remedio"
3) CH´AN YAO"Producir un remedio"
La energía de los meridianos afluye a los dos centrales y el cuerpo se concentra y unifica.

TUNG MAI (espalda) es como Montaña.

REN MAI(frente) es como océano.

4) TS´AI YAO "Recoger hierbas"
Es una reserva de CHI o depósito que hay que saber aplicar en las enfermedades que sufrimos.

### c)Efectos
Igual a TA TUNG TIEN, serie siguiente.

### SERIE VIII
### TA TUNG TIEN
### "Gran circuito celestial"
En el cuerpo de una persona hay 12 Meridianos principales y 8 complementarios, relacionados todos con los cinco órganos y las seis vísceras.

En TUNG MAI(Vaso Gobernador) se reúnen 3 Meridianos YANG de manos y piernas y en REN MAI(Vaso Concepción)

### a) Ejercicio
Esta práctica se divide en siete partes:

1) Sentado correctamente en Tsa Tso: Tranquilizar la mente, atención en Tan Tien, respiración larga y abdo-minal. Pensar concentradamente en punto PAI HUE en la coronilla. A partir de ahí, llevar la energía por la línea media anterior de la cara hasta

TEN DIAN en el mentón. Seguimos por adelante a una nueva "estación", el punto SHANG CHUONG ubicado en el cruce esternal de la línea intermamilar. De ahí hasta CHI JAI u "Océano de la Energía" sobre el que se practica Tan Tien, a 2 traveses de dedo o 1 1/2. Tzuen por debajo del ombligo. Se sigue hacia abajo hasta HUE IN en el centro del periné.

Simultáneamente con esta energía que baja por REN MAI también desciende el CHI por los meridianos complementarios CHING MAI,(Pasa por ambas tetillas a los lados del abdomen para terminar en HUE IN). En este punto se concentra entonces el CHI proveniente de REN MAI y de CHUNG MAI.

Desde ahí con cierta fuerza la energía se divide en dos y se dirige hacía ambos lados, en la cara anterior de la raíz de los miembros inferiores, casi en las regiones ingui-nales. De aquí baja la energía YANG por ambos muslos en la unión de la cara anterior con la externa hasta el punto 31 de estómago (FU TU).Sigue hasta TZU SAN LI (35 de estómago) en la cabeza del peroné. Desciende luego por borde anterior de la cresta tibial de la pierna hasta LI T' UE (44 de estómago) encender en el ángulo externo del lecho ungueal ( uña) del segundo dedo del pie.

De alli pasa, por lado interno del pie, meridiano del riñón (YIN), al punto YUNG CHUAN (1de riñón), ubicado en la línea media de la planta del pie en la unión de los dos tercios posteriores con el tercio anterior. (Ver figura 71)

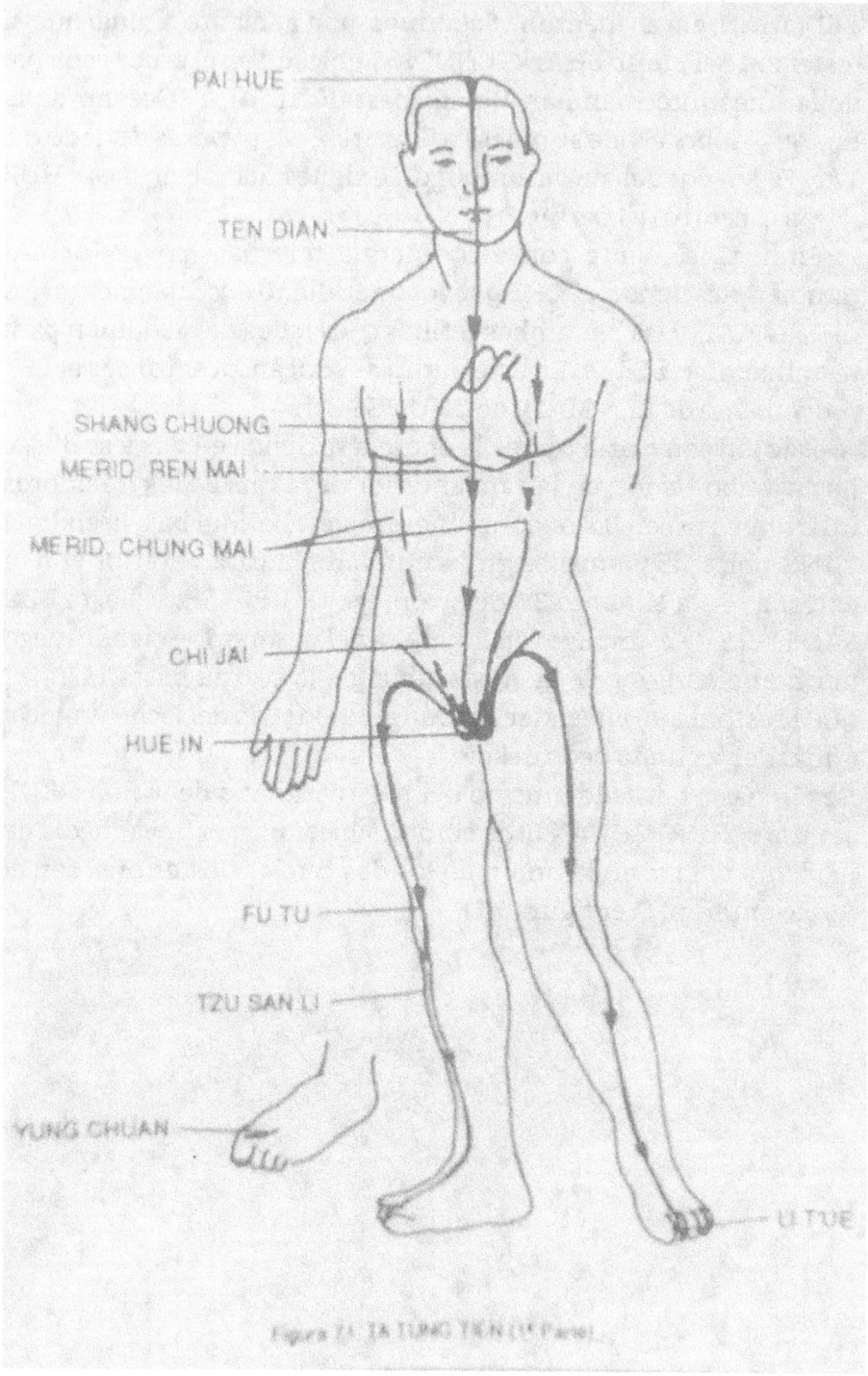

PAI HUE

TEN DIAN

SHANG CHUONG

MERID. REN MAI

MERID. CHUNG MAI

CHI JAI

HUE IN

FU TU

TZU SAN LI

YUNG CHUAN

LI TUE

Figura 21. TA TUNG TIEN (1ª Panel)

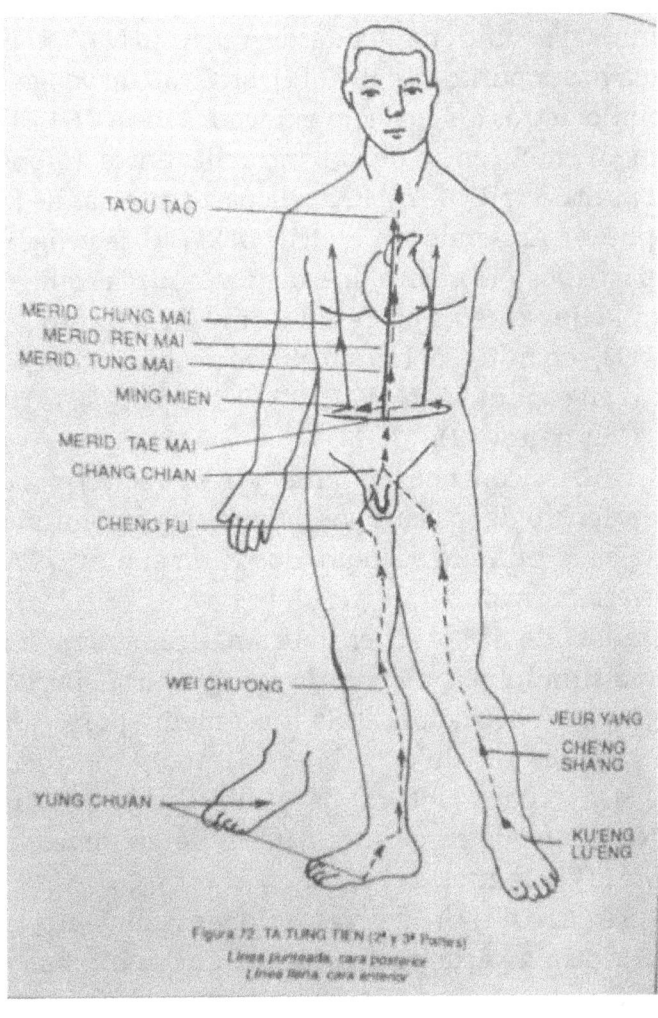

Figura 72. TA TUNG TIEN (2ª y 3ª Partes)
Línea punteada, cara posterior
Línea llena, cara anterior

2) Con pensamientos de subir energía desde YUNG CHUAN por meridiano de vejiga hasta punto KU' ENG LU' ENG (60 de vejiga ) localizado en el tobillo detrás del maléolo externo. Sube a CHENG SHA'NG (57 de vejiga) en el centro de la pantorrilla entre ambos gemelos. De ahí al punto 55, JEUR YANG, en la parte de atrás de la rodilla ( hueco poplíteo). Asciende a WEI CHU'ONG (40 de vejiga), en el centro de la parte posterior de la línea articular de la rodilla. Sigue subiendo por la línea media posterior de muslo al punto 36 de vejiga, (CHENG FU), en mitad del surco glúteo posterior. Luego se juntan en el coxis en el punto CHANG CHIAN (1de TUNG MAI o Vaso Gobernador).(Ver figura 72).

3) Desde CHANG CHIAN con pensamiento y respiración sube por TUNG MAI por dentro de los cuerpos vertebrales a columna lumbar y dorsal hasta la primera vértebra dorsal en el punto TA' OU TAO (13 de Vaso Gobernador).

En etapas avanzadas de la práctica, automáticamente, sin pensarlo y en forma simultánea, al pasar la energía por el punto MING MIEN (4 de vaso Gobernador) en la línea media posterior de la cintura, se produce un flujo de energía espontáneo por el meridiano TAE MAI, (rodea cintura) para subir luego por los meridianos CHUNG MAI por cara anterolateral de abdomen y pecho y por REN MAI.(Ver figura 72)

3) Desde punto TA CHUI (14 de vaso Gobernador) en la prominencia de la séptima vèrtebra cervical, el Chi se bifurca y

va por la parte superior de ambos hombros al CHIENJ U (15 de intestino Grueso), en el dorso de la mano, en la unión de las raíces del pulgar y el índice. Termina en el SHANG YANG (1 de intestino Grueso) en el ángulo externo del pliegue unguel del dedo índice. (Ver figura 73).

4) Rodea luego el dedo de la cara palmar y llega a LOU KUNG (8 del meridiano de sexualidad) en el centro de la palma, punto que se ubica doblando el dedo mayor sobre aquella. Sube por el meridiano de Sexualidad, por cara anterior de muñeca al NE KUNG, a 3 traveses de dedo por arriba del pliegue de la muñeca (6 de sexualidad). De ahí hasta el centro del pliegue del codo en el CHU TZE (3 de sexualidad)., por cara anterior de brazo al ZHONG FU (1 de pulmón) en el hueco subclavicular. Pasa por sobre los hombros y se unen en TA CHUI en la séptima cervical. Por columna sube a PAI HUE (20 de Vaso Gobernador) en coronilla. (Ver figura 74)

5) Desde PAI HUE se bifurca y baja por delante de orejas. De ahí por pómulos penetra en la boca a la punta de la lengua. Luego se dirige hacia atrás a su base (ver figura 74)

6) De base de lengua sube por centro de la cabeza (rinofaringe) como por un caño interior de regular diámetro, hasta PAI HUE. Desde allí baja por línea media anterior, primero por TUNG MAI y luego por REN MAI, pasando por todos los puntos descriptos, hasta TAN TIEN y de ahí a HUE IN donde finaliza el circuito. (Ver figura 75)

Repetir 18 circuitos.

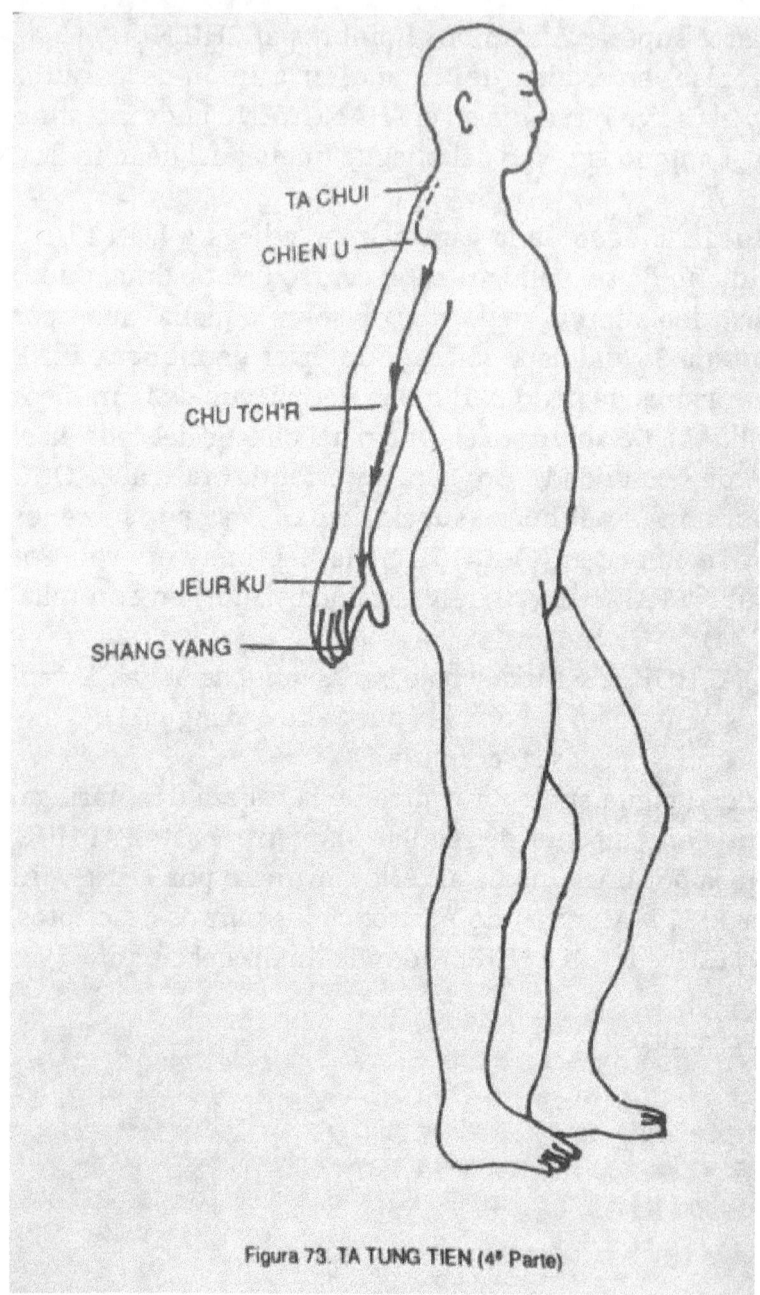

Figura 73. TA TUNG TIEN (4ª Parte)

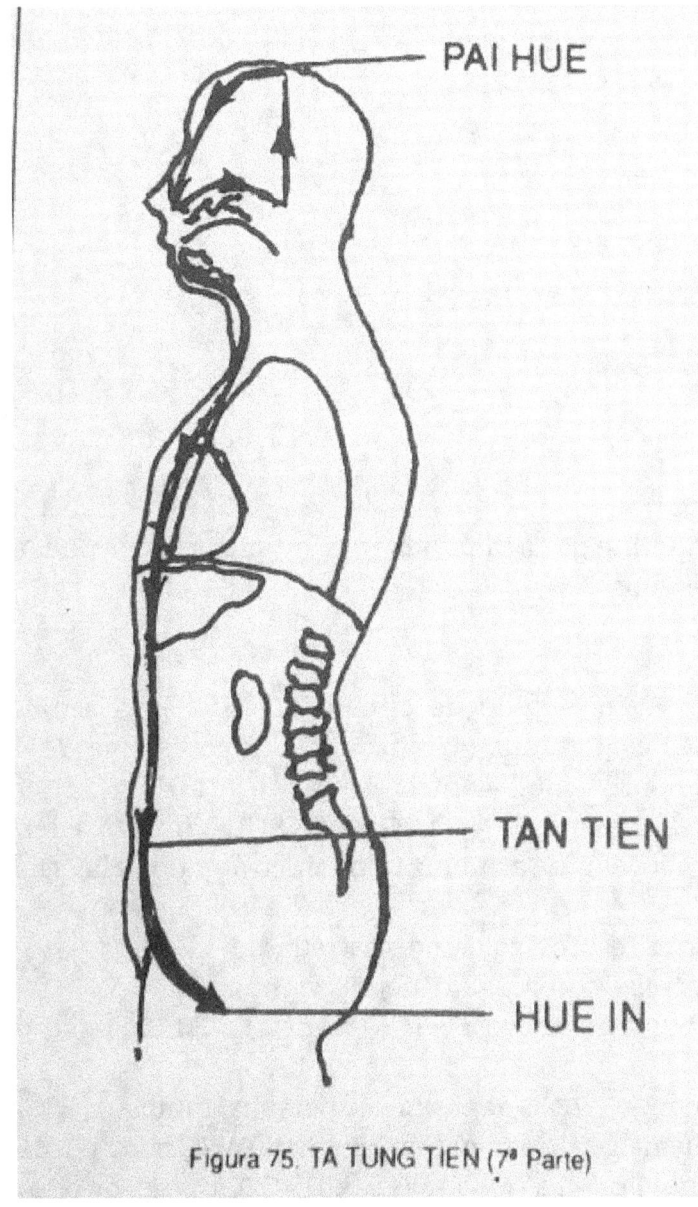

PAI HUE

TAN TIEN

HUE IN

Figura 75. TA TUNG TIEN (7ª Parte)

## b) Nota importante

Memorizar el nombre de cada punto en el momento en el que la energía pasa por ellos.

## c) Efectos

EL TUNG TIEN FA ("Método de círculo Celestial") ya sea el pequeño (SHIAO) o el grande (TA), pertenecen al sistema YAN SHEN (arte de cuidar la salud y nutrir el espíritu vital).

La persona tiene el cuerpo YIN-YANG y WU SHIN (interrelación de los cinco elementos para armonizar los cinco órganos y las seis vísceras).

En el cielo hay tres tesoros: sol, luna y estrellas.

En la tierra hay tres tesoros: agua, fuego y viento.

En la persona hay tres tesoros: CHIN (esencia), CHI (energía) y SHEN (espírtu)

El universo tiene YIN-YANG, la tierra y la persona, también. Si no hay YIN, nada puede germinar, nacer. Si no hay YANG nada puede crecer, expandirse. Por ello YIN-YANG es el TAO (Camino) de cielo y tierra.

EL TAO es: todas las cosas, sus principios y leyes universales que le dan existencia.

El mundo está sujeto a cambio, transferencia y mutación continuos. El padre y la madre de estos cambios son el YIN y el YANG.

El movimiento de YIN-YANG está en el inicio de los ciclos de creación y destrucción, de nacimiento y muerte. Con esta práctica se consigue una "morada" dentro del cuerpo, donde pueda crecer un tesoro espiritual.

En TUNG TIEN FA, es muy importante el concepto de:

TAN; embrión, origen   PAO: tesoro   SHEN: espíritu

Estos tres elementos existen en la persona, en su temperamento y constitución fíisica, pero la mayoría lo ignora.

Esta práctica incrementa el CHEN CHI o energía innata. Asimismo hace "subir" la energía limpia y clara y "bajar" la sucia y mala.

El cuerpo se siente fuerte, liviano y en expansión. El CHI (energía) circula por todos los meridianos y se equilibra y armoniza con la sangre. Se coordinan el YIN y el YANG.

La práctica sirve para dos fines: Uno es aumentar las defensas del organismo y curar las enfermedades. El otro es aumentar la fortaleza para el desarrollo del WU SHU (artes marciales).

## SERIE IX

**LIEN TAN FA**
LIEN: Purificar por el fuego   TAN: Pelota (concentrada)

### a) Ejercicio

Sentado en silla, o en las tres posiciones de piso. Primero I SHOU (concentración en TAN TIEN). Después de un período variable con las personas, se obtiene calor en TAN TIEN. Se debe imaginar que la parte inferior del abdomen y la pelvis son un gran caldero con fuego encendido debajo. Al inspirar penetra oxígeno con energía que se unen a "Hierbas y alimentos buenos" para la salud y que hierven dentro del caldero.

Luego imaginar que la energía cálida se dirige desde el SHA TAN TIEN al HO TAN TIEN (MING MENG), ubicado en la línea media de la cintura, justo detrás del ombligo, asciende por la columna hasta el SHAN TAN TIEN en la región frontal, desciende hasta el CHUONG TAN TIEN en el precordio y baja hasta el SHA TAN TIEN (HCHI JA) debajo del ombligo. Desde esse momento el circuito pasa por HUE IN (Periné) y asciende por columna, punto CHAN CHIAN en el coxis y continúa por HO TAN TIEN hacia arriba.(Ver figura 76)

### b) Nota importante

Mientras se realiza el circuito, el practicante acompaña el desplazamiento de la energía verbalizando mentalmente la frase:

CHIO    9
CHUAN  giro
LIEN     purificar por el fuego
HUAN   circulación
TAN      esencia concentrada

"Nueve giros para obtener la esencia concentrada (CHING) mediante la purificación por el fuego".

Dos giros corresponden a un circuito. Deben realizarse 9 circuitos.

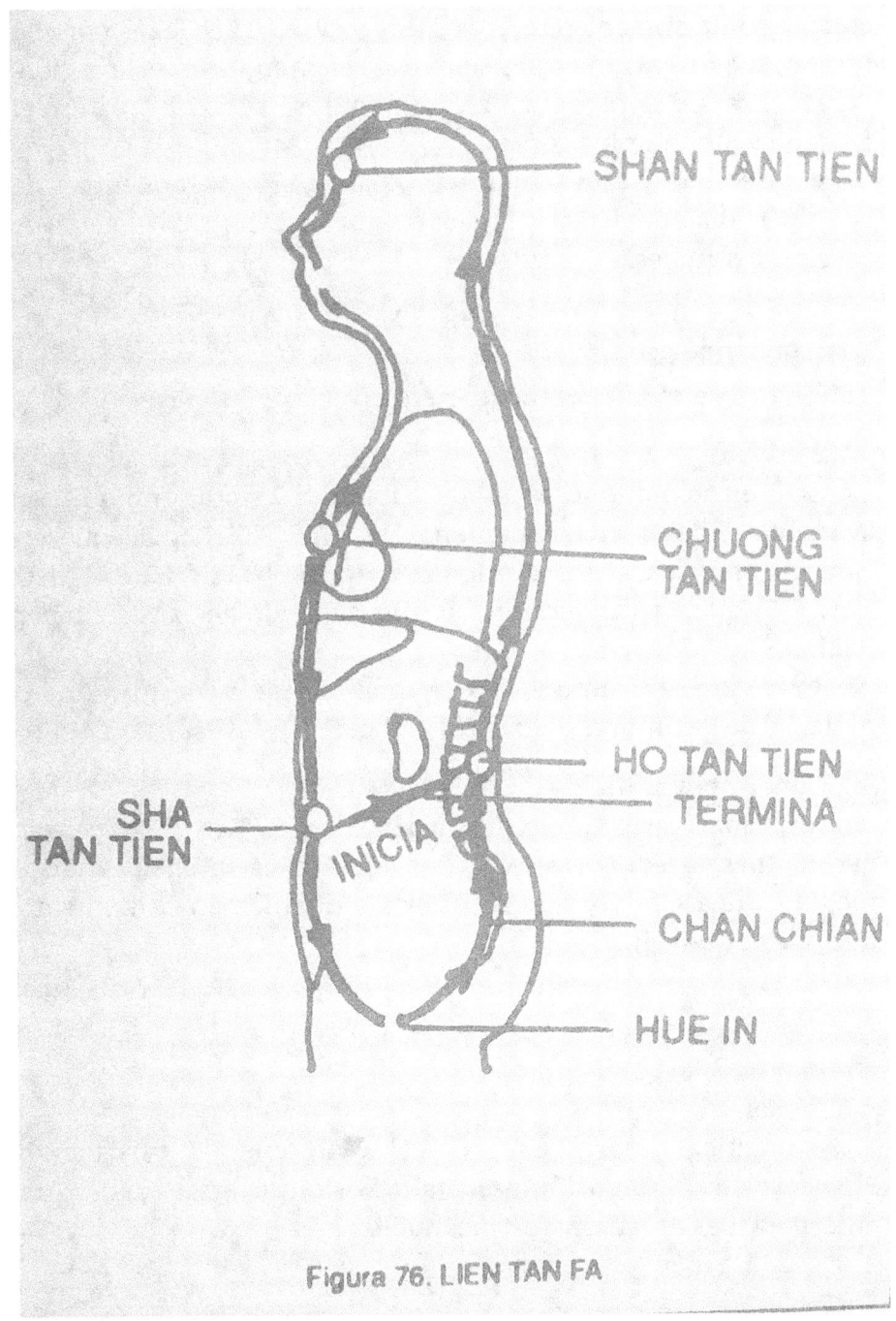

Figura 76. LIEN TAN FA

## c) Efectos:

Los Taoístas consideran que la raíz de la vida reside en la zona comprendida entre el SHA TAN TIEN y el HO TAN TIEN, por ello prestan más atención al transcurrir de la energía por esta región. Para realizar esta práctica co-rrectamente es necesario purificar el corazón y moderar los deseos.

Este ejercicio está indicado para el tratamiento de la hipertensión arterial y para los trastornos digestivos gastrointestinales.

## SERIE X

### CHUNG TIEN FA
### "Método de elevar energía del cielo"

**a) Ejercicio**

Sentado en cualquiera de las 4 posiciones descriptas, tranquilizar la mente y desarrollar calor en SHA TAN TIEN igual que en ejercicio anterior. Llevar la energía a HO TAN TIEN, HUE IN, HO TAN TIEN para ascender por columna saliendo hacia el cielo por PAI HUE.

Realizar como mínimo 9 veces y máximo de 81 o un número múltiplo de 9 comprendido entre ambos.

**b) Nota importante**

En la última aparte del circuito, a partir de HO TAN TIEN, pensar que la energía adquiere color rojo, que se va intensificando a medida que asciende, para ser fuerte y definido en el momento que sale por PAI HUE.

**c)Efectos**

Esta práctica desarrolla el CHEN CHI (energía verdadera). Sirve para la hipotensión esencial (presión arterial baja). Cura enfermedades del riñón, fortificándolo.

## SERIE X

### CHUNG TIEN FA
### "Método de elevar energía al cielo"

## a) Ejercicio

Sentado en cualquiera de las 4 posiciones descriptas, tranquilizar la mente y desarrollar calor en SHA TAN TIEN igual que en ejercicio anterior. Llevar la energía a HO TAN TIEN, describir un circuito completo pasando por PAI HUE, SHA, TAN TIEN, HUE IN, HO TAN TIEN para scender por columna saliendo hacia el cielo por PAI HUE.

Realizarlo como mínimo 9 veces y máximo de 81 o un número múltiplo de 9 comprendido entre ambos.

## b) Nota importante

En la última parte del circuito, a partir de HO TAN TIEN pensar que la energía adquiere color rojo, que se va intensificando a medida que asciende, para ser fuerte y definido en el momento que sale por PAI HUE.

## c) Efectos

Esta práctica desarrolla el CHIEN CHI (energía verdadera). Sirve para la hipotensión esencial (presión arterial baja). Cura enfermedades del riñón, fortificándolo.

## SERIE XI

**LIEN            SAIN      PAO      FA**
Purifica el fuego   3    Tesoros   Método
    (Ching, Chi, Shen)

## a) Ejercicio

Sentado, durante un tiempo, concentrar el espíritu (CHUNG SHEN CHI CHUNG) entrando en silencio inte-rior.

Luego imaginar una nube de vapor y radiación calórica encima de la cabeza, sobre el punto de PAI HUE. Esta nube acompaña por afuera, bajando y subiendo, al desplazamiento de la energía.

Pensar que el Chi baja por la frente hasta el comienzo de RIEN

MAI, en el punto CHEN CHIANG (24 de Vaso Concepción) debajo del labio inferior y de ahí describe un circuito exactamente igual a TA TUNG TIEN hasta la primera estación en PAI HUE. De ahí, en lugar de introducirse en la boca, baja directamente por la línea media junto con la nube de vapor radiante, hasta SHA TAN TIEN. Allí termina un giro. En total deben hacerse 18 giros.

**b) Nota importante**

Al comienzo conseguir una gran concentración del espíritu. Durante el giro pensar en silencio el nombre de los puntos recorridos. Al llegar a PAI HUE, permanecer un tiempo concentrado en la nube radiante que rodea la parte superior de la cabeza.

**c) Efectos**

Mejora enfermedades cerebrales, migraña, jaquecas, trastornos visuales y auditivos.

# CAPITULO VII

*A Mo Ching She Chuan*
*Tratado de digitopuntura*
*en diez capítulos.*

## A MO CHING SHE CHUAN

□

Libro que también compone el TA MO MI KUNG llamado A MO CHING SHE CHUAN. " tratado de digitopuntura en 10 capítulos"; está a su vez dividido en 4 partes.

TIEN SHUE: "Apretar o presionar puntos"

Utilizando las manos y los dedos se pueden apretar los puntos claves de los diferentes meridianos con cuatro técnicas diferentes:

a) ROU: Frotamiento del punto en forma circular con la palma de la mano, con el puño cerrado o con el pulpejo de los dedos.

b)YA: Presionar el punto con el talón de la palma de la mano, por separado bien con una mano sobre la otra.

c)TA: Golpear el punto con la mano abierta ahuecada, con el puño ahuecado.

d) TIEN: Apretar el punto con el dedo índice, con el anular o con ambos.

Estas cuatro técnicas sirven para canalizar y destrabar la energía bloqueada en los meridianos y así mejorar distintos estados patológicos. Al fluir la energía por el meridiano se cura el órgano correspondiente.

Se utilizan los mismos puntos de los meridianos de la acupuntura y de la transmisión de energía por intermedio del Chi Kung.

El efecto es múltiple, pues además del desbloqueo, se consigue armonizar y equilibrar el YIN y el YANG en el organismo y mejora la circulación general.

Existen puntos particularmente importantes, llama- dos puntos clave o de conexión. Los 3 meridianos de los miembros inferiores y los tres meridianos de los miembros superiores se juntan en el punto de co-nexión llamado TA CHUI, ubicado en la prominencia de la séptima vértebra cervical

Los tres meridianos Yin de los brazos y los tres yin de las piernas se juntan en el punto de reunión llamado CHI JAI

( océano de la energía) ubicado a 2 traveses de dedos por debajo del ombligo. Este punto también se constituye como el de mayor importancia en el desa-rrollo de WU SHU" diferentes artes marciales chinas". El sistema de circulación energético del organismo, está constituido por los 6 meridianos en los que circula energía yang, los 6 de energía Yin y los respectivos puntos en lugares donde se produce la concentración energética. Son estos puntos los que al ser frotados (ROU), presionados(Ya), golpeados(Ya), o apretados (Tien), movilizan y les traen la energía que no circula normalmente por el meridiano. De estos se puede agregar, que son la conexión del meridiano con el mundo exterior y por ahí inyecta otra vez o extrae energía mediante su función. También la medicina tradicional china, considera parte integrante del sistema energético del organismo al WU SHIN o cinco elementos, los que se corresponden con los 5 órganos principales del siguiente modo:

*Agua  Corresponde a riñón relacionado con oreja.*

*fuego  corresponde a corazón relacionado con lengua*

*Metal  corresponde a pulmón relacionado con nariz*

*Madera corresponde a hígado relacionado con ojo*

*Tierra corresponde a vaso relacionado con base de nariz y depresión labio superior (JEN CHUANG)*

La digitopuntura, al apretar los puntos de concentración energética, consigue equilibrar los 5 órganos principales:. Riñón, corazón, pulmón, hígado y bazo.

Según la medicina tradicional china, el cuerpo humano está estructurado con los siguientes elementos:

a) CHI: Energía con su sistema de meridianos y puntos

b) Sangre

c) Tendones, músculos y nervios

d) Vasos sanguíneos, capilares

e) Huesos

f) Médula de los huesos

g) Las 6 vísceras: intestino grueso, intestino delgado, estómago, vesícula biliar, vejiga y páncreas.

h) Los cinco órganos internos: Riñón, corazón, pulmón, hígado y bazo.

La curación del enfermo, equilibrando la energía YIN-YANG y desbloqueando su libre fluír por los meri-dianos, puede obtenerse mediante el TIEN SHUE Esta práctica involucra la utilización de digitopuntura, de acupuntura y aún del método más rápido y eficaz, que es la transmisión de energía (Chi) de un maestro experimentado en CHI KUNG.

Para determinar cuál es el órgano enfermo y llevar asi a cabo el diagnóstico de la enfermedad, los médicos tradicionales chinos utilizan la exploración y estudio de los pulsos arteriales.

Este tratado, también es llamado:

**CHI KUNG o KUNG CHI TIEN HSUR A MO SHOW FA**

Adiestramiento - punto - masaje - mano - método
de la energía - justo - digitopuntura

Aquel practicante que mediante los métodos descriptos en el capítulo anterior haya conseguido desarrollar,manejar y dirigir su energía, podrá tratar enfermedades de otras personas mediante masajes, digito-puntura y transmisión de su energía (KUNG HI) a los puntos de Meridiano correspondientes a las distintas dolencias.

Para poder transmitir el CHI a otra persona las manos deben estar calientes.

Para ello será bueno frotarlas entre sí, pero mejor aún será hacer CHAN CHUON (ver página 23) pensando que la energía llega a las manos en el punto LOU KUNG. Previamente a esto es aconsejable haber hecho TA TSO, con alguno de los ejercicios descriptos en el capítulo anterior en las Series 6 a 11.

Luego imaginar que las energías provenientes de PAI HUE, SHA TAN TIEN y HO TAN TIEN se unen en CHUONG TAN TIEN (precordio) y de allí se dirige por ambos brazos hasta LOU KUNG por donde sale.

Para digitopuntura el CHI debe salir por la punta de los dedos. Existen diversos métodos para mejorar esta sensibilidad a la energía, tales como el golpear la punta de los dedos sobre una madera o girar dos esferas metálicas de aproximadamente 4 cm de diámetro en las palmas de las manos.

Al comienzo cuando todavía no se ha desarrollado mucha destreza en la emisión de energía, conviene colocar una mano sobre la otra, haciendo coincidir los cuatro puntos de LOU KUNG (Palmares y dorsales), sobre la zona enferma y concentrarse en el paisaje de CHI.

Otro método para cargarse de buena energía para utilizar, es apretando con índice derecho el punto TIEN JE SHUE ("Río del cielo") del brazo izquierdo y simultáneamente proceder igual con el del otro lado. Este punto de terminología budista corresponde al punto ZH'SHIEN.

En el tratamiento de las distintas patologías, para la ubicación correcta de los puntos de Meridiano en los cuales se deberá transmitir la energía, utilizar las 14 láminas correspondientes.

De acuerdo a la enfermedad a tratar, el punto a utilizar y su ubicación, se usarán diferentes posiciones de los dedos de las manos, con distintas presiones y movimientos.

Por ej.: Algunas veces presionar con puntas de dedos, otras más con manos o también con nudillos, imprimiendo movimiento rotatorio, etc.

Diferentes técnicas son utilizadas para distintas circunstancias como: Reponer energía perdida, y desbloquear su flujo por los meridianos.

Existen diversos métodos de diagnóstico para determinar la falta o el bloqueo energético, por ej, tomar el pulso en muñeca, mirar ojos, lengua , etc. Como en otras disciplinas el método a utilizar depende de la experiencia personal.

## SERIE I

**TIEN HSUR A MO**
**"Masaje en el punto justo"**
Existen diez técnicas diferentes.
**1) AN FA**
**"Método de presionar con la mano (Figura 77)**

a) Para lugares chicos localizados, presionar con pulgar.

b) Para trayectos de Meridiano, con los cuatro dedos

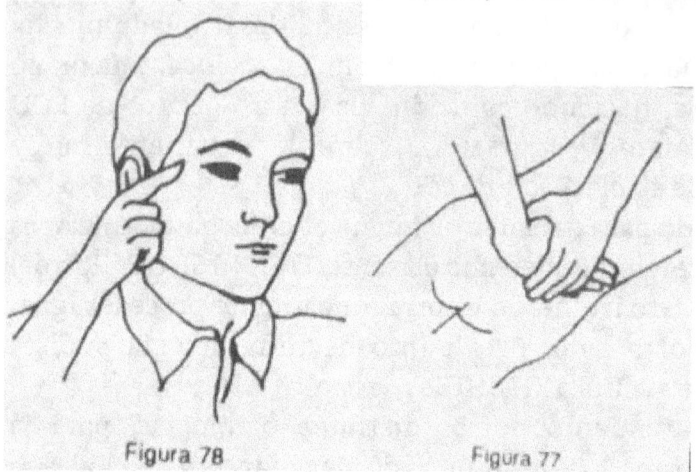

Figura 78                    Figura 77

excluyendo el pulgar.

c) Para lugares amplios y musculosos, usar el puño.

d) Para transmitir energía, hacerlo con toda la palma de la mano.

**Efectos**

Desbloquea el paso de energía por los meridianos. Reduce hinchazones (edemas) de cualquier origen.

**2) TIEN FA**

**"Método del punto justo"(figura 78)**

Según localización del punto de Meridiano a tratar; considerando las distintas resistencias musculares vecinas y las posibilidades de acceso al punto, se uti-lizará la presión con el índice, con el nudillo del dedo más oro con el codo.

**Efectos:**

Disipar el fuego helado excesivamente aumentados en diferentes dolencias. Ejemplos del primero: Bronquitis, congestiones pulmonares, asma bronquial, insuficiencia cardíaca, etc.

En la práctica, esta técnica se utiliza en un 80% de las veces, en la zona dorsal desde la nuca hasta la panto-rrilla y en la cara.

**3)ROU FA**

**" Masaje circular"(Figura 79)**

a) Con palma de mano.

b) Con talón de mano

c) Con dedo pulgar

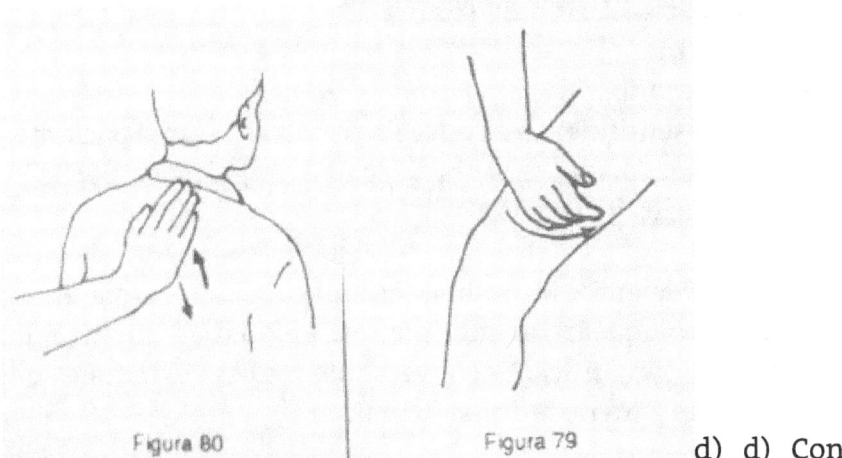

Figura 80      Figura 79     d) d) Con

dorso de mano semicerrada.

e) Como en eminencia tenar ( base carnosa, palma del pulgar), localización del punto YU JO (10 de Pulmón)

Desde la 1 de la madrugada hasta las 13 realizar el masaje circular según el giro de las agujas del reloj. Desde las 13 hasta la 1 en sentido inverso.

**Efectos**

Saca viento y calor, osea que está indicado en las enfermedades febriles y con inflamación.

**4) PAI FA**

**"Método del golpe* (Figura 80)**

a) Para espalda, golpear con mano ahuecada.

b) Con la eminencia tenar para mandíbula.

c) En los hombros con cola de puño (ver Lámina 15) y dedos semicerrados y relajados.

d)Para la cabeza, con palmas de manos juntas en oración y dedos relajados, golpear con meñiques.

**Efectos**

Desbloqueo de meridianos. Relaja contracturas musculares.

Para mareos, golpea suavemente el cuello.

### 5) TZO FA
**" Método de tiza disfrutar"(figura 81)**
a) Palma de mano.
b) Talón de mano.
 Frotar con sentimiento de energía para traspasar el paciente. Lugares adecuados: Cintura, espalda , glúteos, pecho , costillas, brazos y piernas.
**Efectos**
 Escribir el viento. Mejorar la circulación de energía en el hígado. Desbloquear los meridianos. Regular la circulación energética y sanguínea. Es conveniente realizar el masaje con talco o aceite para no lesionar la piel.

### 6)CHA FA
**" Apretar con dedos"(figura 82)**
a) Apretar con punto de Meridiano.
b) Apretar el meridiano.
c) Apretar en músculos de brazos, piernas y hombros.

**Nota importante**
Utilizar la presión adecuada a cada paciente.
**Efectos**
Desbloquea los puntos energéticos. Estimula el paso de la energía.

### 7) YAO FA
**"Masaje de frotamiento pendular"(Figura 83)**

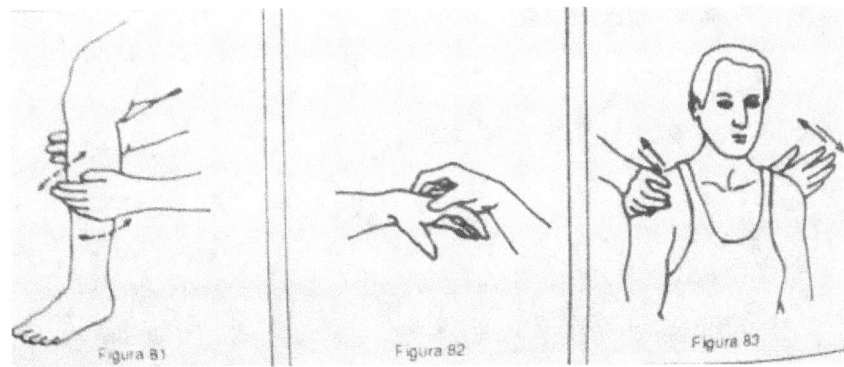

Figura 81    Figura 82    Figura 83

Se realiza usando ambas palmas de manos. En ge-neral cuando una va, la otra vuelve.

**Nota importante.:**

Para cuello, hombro, cintura, articulaciones de brazos y piernas.

Indicado en las hernias de discos cervicales, lumbares, lumbociatalgia, tendinitis del hombro o codo por tenis paleta, etc. Se utiliza asociado a otros métodos (por ej. CHA FA), para conseguir calor en la zona afectada.

### 8)NIE FA

**" Masaje apretando con la primera falange de los dedos" (Figura 84)**

**Efectos**

Saca tensión de los músculos y contracturas, principalmente en la espalda desde hombros hasta cintura.

### 9)NIEN FA

**" Masaje circular de 2 mayores índices"(figura 85)**

Se usan extremidades de brazos y piernas y en lugares poco accesibles.

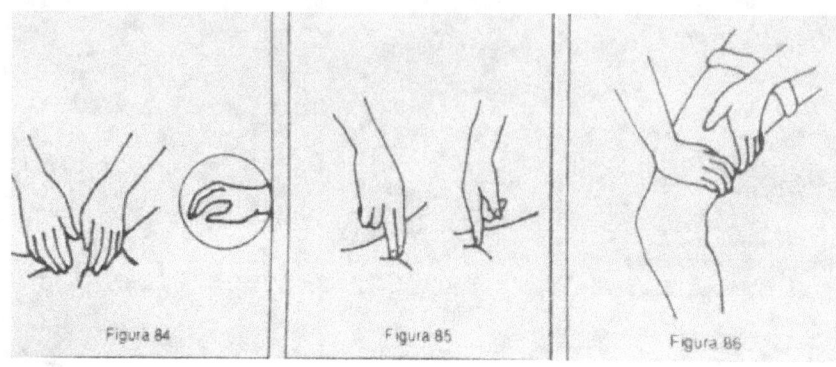

Figura 84     Figura 85     Figura 86

### Efectos

Mejora enfermedad de las articulaciones y favorece desplazamiento energético o sanguíneo.

### 10) YA FA(figura 85)

Igual a 1(AN FA) pero presionando más firmemente.

Primero concentrarse en desarrollar energía en las palmas de las manos, apoyadas en la zona a masajear. Cuando hay calor, apretar fuertemente tratando de pasar nuestra energía al paciente. ( Utilizar el método de CHUONG Tan TIEN y brazos ya descripto. Página 122)

El lugar apropiado para su aplicación es donde haya mucho tejido muscular.

En piernas y brazos puede ejercerse mucha fuerza, pero en algunas partes de la espalda, del pecho o del abdomen, la presión debe utilizarse con medida.

### Efectos

Desbloquea meridianos, favorece el fluir de la energía y de sangre.

Equilibra el YIN y el YANG del cuerpo. Reduce edemas ( hinchazones ) e inflamaciones, por lo que es antálgico (quita dolores). Ayuda a la evacuación intestinal. Activa el organismo.

### SERIE II

Existen 8 técnicas terapéuticas distintas.

Con puntas de dedos o con palmas masajear en el lugar justo, con el principio de ayudar a incrementar el CHI disminuido en algunas enfermedades en las que falta, como así también hacerlo decrecer o equilibrar en otras en las que hay en exceso.

Hay cuatro variedades de CHI (energía)

YUAN CHI: Energía innata.

ZHUNG CHI: Energía del aire.

IING CHI: Energía de la comida.

WEI CHI: Energía del riñón.

El YUAN CHI puede ser considerado como la medida de energía vital con la que nacemos.

EL ZHUNG CHI: Corresponde a lo que es energía cósmica que tomamos con el acto respiratorio.

EL IING CHI es la energía que ingresa con los alimentos. Hay dos tipos: CHIN CHI, energía turbia que lo hace por fuera de los mismos (Piel, músculos).

El WEI CHI esa energía que sube desde el riñón hacia el epigastrio, en donde se une con CHUI CHI ( Energía turbia de los alimentos) y por los pulmones se distribuye por fuera de los meridianos a todo el organismo. Esta energía actúa como defensa ante las agresiones del medio externo a nivel de los poros.

La función del médico tradicional chino y por lo tanto de resultas de las prácticas indicadas en este libro, será la de armonizar el IING CHI y el

WEI CHI.

En el tratado HUANG TI NEI CHING se fijan las siguientes reglas:

1) Si el paciente tiene frío o viene con enfermedades producidas por la acción del mismo sobre distintos órganos, levantarle la temperatura suavemente (Entibiar).

3) En las patologías provocadas por endurecimiento de los tejidos (fibrosis) se propende a su "ablandamiento". En Oriente, en el tratamiento de las diferentes enfermedades se busca una adaptación suave de los principios naturales; en tanto en Occidente se fuerza la curación con terapéuticas más agresivas, con lo que celebra la mejoría en menos tiempo de la patología tratada, pero provocando a menudo la aparición de otras

(iatrogenia).

## 1)WUNG FA
### " Método de entibiar"
la energía del terapeuta va de los puntos LOU KUNG
en las palmas de las manos, siguiendo   los  métodos
descritos anteriormente. Luego se traspasa energía al paciente
con los puntos CHI JAI (TAN TIEN inferior),(6 de Vaso
Concepció. Lámina 14) a 2 traveses por debajo del ombligo. AI
KUAN YUAN, (4de vaso concepción), a mitad de camino entre
ombligo y pubis y al SHEN TSH'U, (23 de vejiga. Lámina 7),
a 2cm de la línea media de la columna, a la altura de los
riñones. Por último a los PA LIOU (8 puntos LIOU), (31,32,33,34
de vejiga. Lámina 7) que se encuentran a ambos lados de la
columna sobre los agujeros sacros.

Para los puntos CHI JAI y KUAN YUAN se utiliza una mano
arriba de la otra haciendo coincidir los cuatro puntos de LOU
KUNG. En los puntos SHENG TSH'U y PA LIOU usar las manos
separadas a cada lado de la co-lumna.

Para "entibiar", aplicar presionando las manos aproximadamente 30 segundos, soltar y descansar 30 segundos,
volver a aplicarlas alternativamente 7 veces.

## 2)PU FA
### " Método para tonificar"
Debemos considerar que, en el cuerpo humano hay:
Circulación sanguínea, energética, equilibrio YIN-YANG, y
funcionamiento de los cinco órganos  y las seis visceras.

Se deberá ayudar y sostener a las personas débiles para que se
tonifiquen correctamente y quiten los vicios de constitución.

Primero se enseñará al paciente a manejar su CHI, para luego
transmitir y sumar el CHI propio, Dirigiéndolo a los órganos
principales (riñón, bazo, estómago, etc), incrementando de esta
manera el CHI total circulante.

Los principales puntos sobre los que se debe actuar son:
a)12 de REN MAI (Vaso concepción. Lámina 14) CHONG WAN,

ubicado en el centro del epigastrio.

b) 24 de estómago (Lámina 3)TIEN ZH'U ubicado 2 cm por debajo del ombligo y a 2 centímetros por fuera de la línea media.

 c) 6 de REN MAI, CHI JAI a 2 traveses de dedo por debajo del ombligo.

 d) 4 de REN MAI,KUANG YUAN a 2 cm por debajo de CHI JAI.

 e) 20 de vejiga (Lámina 7)PI TSH´U, localizado en la región dorsal, a la altura de la última costilla y a 2 cm, por debajo del anterior.

 f) 21de vejiga, WEI TSH'U a 12 metros por debajo del anterior.

 g) 18 de vejiga: KA'NG TSH'U, ubicado a la altura de la décima costilla y a 2 cm por fuera de la línea media.

 La energía se transmite apretando firmemente el punto con LOU KUNG (AN) o masajeando suavemente en forma circular (ROU) o combinando ambos: Con palmas, talón de mano o dedos de acuerdo a la localización del punto.

### 3) T'UNG FA
### " Método de desbloqueo"

 Se deberá aplicar este método cuando la energía no circule por estar obstruido su paso a nivel de cualquier meridiano, o bien cuando la sangre se encuentra bloqueada en su libre circulación.

 Es apropiado para el tratamiento de edema (hinchazones) de cualquier localización y para las parestesias nocturnas (hormigueos , trastornos de la sensibilidad) por mala circulación.

 En algunos casos se combinará la presión fuerte con el masaje suave, sobre el trayecto del meridiano correspondiente a la extremidad enferma. Siempre se terminarán los masajes con el traspaso de energía al punto MING MEN (4 de TUNG MAI),vaso gobernador (Lámina 13), en la región dorsal, línea media, justo detrás del ombligo y al punto 22 de vejiga, SAN SHIAO,(Lámina 7) entre ambos riñones, 2 cm por fuera de la columna.

 La energía transmitida por SAN SHIAO, mejora y tonifica los

tres sectores en que se subdivide cabeza y tronco, mientras que la energía que entrega que entra por MING MEN, restablece el equilibrio YIN-YANG y facilita la realización del pequeño circuito celestial (ver figura 70)(SHIAO TUNG TIEN) y el Gran Circuito Celestial (TA TUNG TIEN).(ver figuras 71 a 75)

## 4) HE FA
### "Método de armonizar"

Las enfermedades se manifiestan externa e internamente por un desequilibrio entre el lnn Chi (Chi de la nutrición) y el WEI CHI ( energía del riñón). Cuando hay una patología de desequilibrio, en la que el CHI no puede subir o bajar con fluidez, utiliza el método de HE FA para armonizar aquellas dos energías.

Como ejemplos se mencionan aquellos padecimientos que se presentan como trastornos de la Asociación " estómago - bazo", manifestados como náuseas, vómitos, pirosis, acedías, borborigmos o los de la Unión "estómago- hígado", evidenciados por dispepsias postprandiales (digestiones pesadas luego de las comidas) y dolor en la región hépato-vesicular.

En las mujeres se utiliza para distintos problemas ginecológicos como dismenorreas, (dolores menstruales ), amenorreas ( atrasos), y metrorragias. También es apropiado para tratar edemas ( hinchazones) de piernas.

Como ya se describió, es importante en este método hacer llegar el Chi a la mano, para proceder al traspaso de energía.
Al comenzar, apoyar una mano sobre otra haciendo coincidir los puntos de LOU KUNG sobre el        órgano afectado. Genera calor. Se realiza luego masaje circular hacia ambos lados, presionando la zona suavemente. Más tarde se masajea empujando el trayecto del meri-diano correspondiente.: La palma de la mano, el corazón del puño, o los dedos.

Cuando falta equilibrio Yin-Yang y para cualquier trastorno menstrual, se transmite energía en el punto SAN IN CHIO.(6

De bazo. Lámína 4) ubicado a 4 traveses de dedo por arriba del maléolo interno (tobillo) y en el punto IN LING CHUAN (9 de bazo) localizado en la tuberosidad interna de la tibia, parte inferior e interna de la rodilla. También se usa el punto XUE JAI (10 de bazo) a 4 traveses de dedo por arriba del anterior.

Primero se presiona fuertemente con el dedo pulgar hasta provocar dolor, cada uno de los 3 puntos señalados. Luego se frota circularmente con ese dedo o con la palma de la mano cuando la zona lo permita y finalmente, recorrer el meridiano que une los tres puntos hacia arriba y abajo.

Para edemas de piernas y opresión diafragmática por meteorismo (distensión intestinal por gases) se usan los puntos FU HAE, SHI DO, SCHUNONG SHI'ANG, TA PO' U: (16,17,19 y 21 del meridiano de bazo). El 16 está ubicado en el centro del hipocondrio que a la derecha corresponde a la región vesicular. El 17 está a dos traveses de dedo por abajo y dos afuera de la tetilla. El 19 está 4 traveses de dedo por arriba de la tetilla y el 21 a 2 traveses hacia fuera del 17. El masaje se realiza de modo similar al descrito anteriormente.

## 5) HAN FA
### " Método de transpiración"

Ésta práctica debe realizarse en un lugar con temperatura adecuada y agradable, evitando tanto el calor como el frío excesivo.

Al terminar, el paciente debe ser cubierto con una manta.

Este método es apropiado para tratar enfermedades provocadas por desequilibrios en el "viento". Cuando es frío, se manifiesta por resfríos, estornudos, estados gripales, y cuando es caliente por inflamaciones (anginas, sinusitis, bronquitis, etc)

Para" viento frío" se aplican las manos presionando suavemente al comienzo, se aumenta la fuerza gra-dualmente, para finalizar con masajes empujantes.

Para " viento cálido", se realizan con presión suave y masajes circulares.

Se utilizan: El punto FON CHUE, (20 de vesícula)(Lámina 11) ubicado debajo de la                    tuberosidad occipital. El punto FUNG FU, (16 de TUNG MAI o Vaso Gobernador. Lámina 13) que está al mismo nivel que el anterior pero en la línea media. El punto CHUN TZE (11 de intestino Grueso. Lámina 2) localizado en el extremo externo del pliegue del codo. El punto JEUR KU,(4 deI Intestino grueso) en la unión de la raíz del pulgar con el metacarpiano que corresponde al índice, en la región dorsal de la mano . EL punto WEI TUN (40 de vejiga. Lámina 7) en el centro del hueco poplíteo, detrás de la rodilla.

En las enfermedades por "Viento frío", los masajes deben ser lo suficientemente enérgicos como para provocar calor y transpiración abundante. En las de "Viento cálido", en cambio, serán suaves, circulares originando una ligera sudoración. En ambos casos al terminar, tapar con una manta.

Los métodos a utilizar son: TIEN (apretar con dedo), AN (presionar con palma)y TUEI (masaje empujante).

## 6)CHIN FA

### "Método para refrescar"

Sirve para bajar la temperatura corporal (fiebre)   y sa-car el "calor" interno de las inflamaciones de     órganos y visceras (bronquitis, hepatitis, gastritis, enteritis, etc). Existen diversos métodos que     además de     terapéuti-cos son diagnósticos.

a) Frotar con el canto de una moneda embebida en aceite, treinta veces en las siguientes zonas: En el frente , sobre el esternón y línea media del abdomen, casi hasta llegar al ombligo, y por costillas; en la espalda, en co-lumna desde la prominencia de la séptima vértebra cervical hasta coxis y también por costillas; en pliegue del codo y en hueco poptíleo (pliegue posterior de la rodilla), en ambos casos de arriba hacia abajo.

b) Pellizcar firmemente treinta veces con pulpejos de índice y pulgar en el entrecejo y en sienes; con los  nudillos de índice y mayor en la parte anterior del cuello (papada).

c) Apoyar LOU KUNG de mano derecha con LOU KUNG de izquierda encima, concentrarse en transmitir el Chi y frotar firmemente de arriba hacia abajo en esternón y columna, y de adentro hacia afuera sobre costillas.

También puede frotarse, de la forma descripta, con los nudillos de dedos mayor e índice. En este caso para evitar lesiones en la piel es aconsejable uilizar aceite, y si no hubiera, simplemente mojarlos con saliva.

Con cualquiera de estos métodos, si la persona está afectada aparecerá en la zona un color rojo púrpura intenso que nos servirá como se anticipó, también de diagnóstico.

El paciente deberá estar acostado, con la punta de la lengua hacia atrás y arriba con la boca cerrada, tratando de no tocar el paladar. Se formará abundante saliva que deberá tragar con mucha atención.

d) Masajes circulares con pulgares en ambos puntos FON CHUE (20 de Vesícula biliar. Lámina 11) y TIEN TCH´U (10 de Vejiga. Lámina 7) en región occipital.

e) Al finalizar masajear circularmente, en forma rápida el abdomen con LOU KUNG de mano derecha con el de izquierda arriba, en series de 12 giros en sentido de las agujas del reloj. Terminar con fuerte presión y temblor sobre el Tan Tien y 12 giros en sentido inverso. Al finalizar, presionar el Tan Tien. Hacer 9 series hacia cada lado. El paciente debe inspirar mientras se hacen los giros y exhalar cuando se presiona el Tan Tien.

La afección debida al "calor" tiene manifestaciones de los diferentes estados del Chi "malo o gastado". Las dependientes de la circulación del chi son: Grietas en el labio superior (herpes labial), ojeras, lóbulos de las orejas secos, mareos y desgano. Las causadas por la circulación sanguínea son: Manchas rojizas en frente y sienes y deficiente relleno capilar ungueal (al presionar la uña tarda en recobrar el color rosado). Cuando es debido al Chi de la nutrición, se manifiesta como halitosis (mal aliento). en todos los casos un síntoma capital será la lengua muy roja.

Cuando el predominio del malestar depende de la circulación del Chi, debe utilizarse preferentemente los métodos b) y d) (localizados en la cabeza). Si son por la circulación sanguínea, los descriptos para el anterior y posterior, métodos a) y c). Cuando dependa de la nutrición usar el e), en abdomen.

Si hubiere fiebre: Con el paciente acostado ubicarse detrás de la cabeza, tomarla con los dedos en forma de garras y tirar con fuerza del cuero cabelludo cerrando los dedos. Al finalizar golpear con ambos pulgares el PAI HUE.

También masajear circularmente las órbitas oculares con pulpejos de dedos; al terminar apretar fuertemente los agujeros suborbitarios.

Presionar con dedo pulgar el punto SAN IN CHIO (6 de Bazo. Lámina 4) ubicado a 2 traveses de dedos por arriba del maléolo interno del tobillo y luego frotar con el dedo pulgar o con canto de mano el punto YUNG CHUAN, en la línea media de la planta del pie, en la unión del 1/3 anterior con los 2/3 posteriores. Finalizar apretando con pulgar el punto CHIEN SH´R (5 de sexualidad. Lámina 9) ubicado en la línea media del antebrazo anterior, a 4 traveses de dedos por arriba del pliegue de la muñeca.

Para fiebre superiores a 40 grados conviene derramar sobre cabeza y cuerpo del paciente, una infusión tibia preparada con agujas de pino y hojas de sauce.


**7)HSIE FA**
**"Método de dispersar"**
**HSIO FA**

Son utilizados cuando el paciente presenta calor y dureza en tórax y abdomen. Especialmente indicados en las traqueítis y bronquitis con tos, expectoración muco purulenta y fatiga, así como también en la "dureza" y dolor de bazo e hígado.

Usar masajes con corazón de puño. Talón de mano o dedos de acuerdo a la región a tratar. Empujar y frotar lineal o circularmente. Por ej: Si es sobre costilla utilizar el dedo pulgar para frotar su trayecto.

**TUMORES INFLAMATORIOS**

Para el tratamiento de TUMORES INFLAMATORIOS hay que recurrir durante mucho tiempo a la siguiente técnica:

A) TIEN FA: Presionar con puntas de dedos índice y mayor o con índice sólo sobre un punto.

B) ROU FA: Masajear circularmente.

C) CHEN FA: Pellizcar entre pulgar y los demás dedos.(Figura 87)

D) CHO FA: Tomar antebrazo con una mano y frotar de abajo hacia arriba con el talón de la otra (Figura 88)

E) TO FA: Tomar ambas manos y sacudir los brazos con firmeza. (Figura 88)

F) FEN FA: Tomar el antebrazo con ambas manos y con pulgares frotar a lo largo del trayecto de los meridianos.(Figuras 91 y 92)

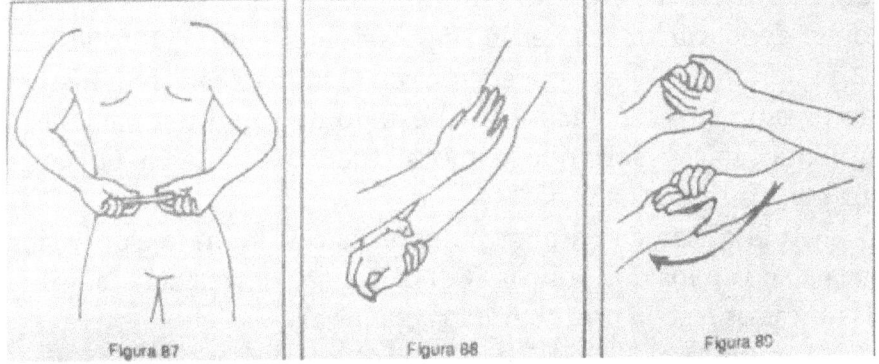

Figura 87  Figura 88  Figura 89

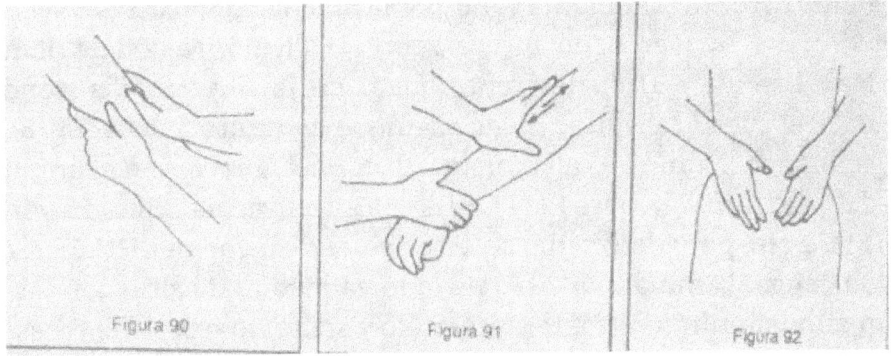

Figura 90  Figura 91  Figura 92

Con estas técnicas se realizan 4 métodos.

## I) KAI TIEN MEN
### "Abrir las puertas del cielo"

1)      Apoyar dedo mayor de mano derecha sobre PAI HUE(20 de Tung Mai o Vaso Gobernador. Lámina 13) exactamente sobre la coronilla. Al mismo tiempo el anular sobre CHIENG TIN (21 de Tung Ma) a 2 cm por delante del anterior y el meñique en el SHING JUE (22 de Tung Mai), 2 cm más adelante. Simultáneamente con índice apretar JOU TIN (19 de Tung mai) 2 cm detrás de PAI HUE y con pulgar el CHIANG CHIEN (18 de Tung Mai), 2 cm atrás del anterior.(Lámina 13).

Con el dedo mayor izquierdo se presiona el punto TIEN TDJUU (22 de Ren mai o Vaso Concepción) en el mango esternal. Ejercer una presión firme de acuerdo al estado de salud del paciente : Aumentándola y soltando como si fuera una fuerza pulsante durante 1 minuto (Lámina 14)

2)      Al finalizar, con ambos pulgares hacer un masaje de arriba hacia abajo en los dos puntos FON CHUE (20 de Vesícula. Lámina 11) ubicados bajo la protuberancia occipital.

3)      Apretar también con los pulgares los tien tchu (10 DE vejiga. Lámina 7). Localizados a 2 cm de la línea media a la misma altura que los anteriores.

4)      Hacer 8 veces la técnica g)FEN YIN FA y luego con talón de mano derecha o izquierda subir por la misma región otras 8 veces.

5)      Apoyar dedo índice sobre SHENG TIN (24 de Tung Mai. Lámina 13) en la frente, justo en la línea media donde nace el cuero cabelludo, dedo meñique en punto TUO WEI (8de estómago. Lámina 3) a la misma altura del anterior en el ángulo del pelo. Anular sobre PAN CHIEN (13 de vesícula Biliar. Lámina 11), 2 cm, por adentro del anterior y dedo mayor en CHU CHA (4 de Vejiga. Lámina 7) a 2 cm de la línea media. Hacerlo con las 2 manos simultáneamente, apretando y soltando repetidas veces.

6)      Con el paciente sentado y el operador parado frente a él, apretar con dedos índice los SHANG SHING (23 de Tung mai.

Lámina 13) en la línea media, 2 cm por a-rriba del nacimiento del pelo, con dedos mayores los WU TCHU (5 de Vejiga. Lámina 7) a 2 cm por afuera del anterior y con anulares los LIN CHI (15 de Vesícula Biliar. Lámina 11 ) a 2 cm más afuera.

7)      Con los mismos dedos apretar 2cm por encima de los anteriores. De adentro hacia afuera los SHING JUE (22 de tung Mai. Lámina 13); CHENG KU´ONG (6 de vejiga. Lámina 7) y CHONG ING (17 de Vesícula Biliar. Lámina11).

8)      Apretar 2 cm, por arriba de los anteriores. De adentro hacia afuera los CHEN TING (21 de Tung. Lámina 13), TU´ONG TIEN(7 de Vejiga. Lámina 7) y CHON LIN (18 de Vesícula Biliar. Lámina 11).

9)      Presionar el PAI HUE (20 de Tung Mai. Lámina 13), en el vértex con dedos índice y los LUO CH´UE(8 de Vejiga. Lámina 7) ubicados 4 cm, hacia abajo y 2 cm afuera del anterior.

10)   Con los pulgares apretar el JOU TING (19 de Tung Mai. Lámina 13), a 2 cm por detrás de PAI HUE.

11)   También con pulgares presionar el CHIANG CHIEN(18 de Tung Mai. Lámina 13) 2 cm por abajo del anterior.

12)   Desde punto 24 a 19 de Tung Mai (Lámina 13) con punta de dedos o con talón de manos, apretar el cuero cabelludo hacia adentro y arriba tratando de pellizcarlo, o despegarlo del cráneo.

13)   Con pulgares presionar el IN TAN (fuera del Meri-diano) ubicado en el entrecejo y subir hasta mitad de la frente, abrir hacia ambos lados hasta las sienes, masajear circularmente aumentando progresivamente la presión sobre los TAI YAN (fuera de Meridiano), luego bajar apretando hasta los AR MENG (21 de Triple Recalentador.Lámina 10) localizados en la depresión delante del trago de la oreja. Masajear circularmente, hacer 18 veces.

14)   Masajear circularmente los AR MENG y los CHI SH´ER (11 de estómago. Lámina 3) ubicados en la zona de la articulación esternoclavicular y luego presionar 8 veces de arriba hacia abajo la zona comprendida entre estos 2 puntos.

15)   Con pulgar derecho masajear circularmente el FUNG FU(16 de tung Mai. Lámina 13), en la base de la nuca y con pulgar

e índice izquierdos, masajear circularmente los CHI MING(1 de Vejiga. Lámina 7) localizados en el ángulo interno de los ojos.

16) Con pulgar derecho masajear circularmente el FUNG FU y con pulgar e índice izquierdos los TZ`Z PAI(2 de estómago. Lámina3), ubicados en los agujeros suborbitarios.

17) Masajear circularmente con pulgares los HING SHI´ANG (20 de Intestino Grueso. Lámina 2), en la depresión a ambos lados de la nariz en el comienzo del surco naso-labial.

18) Con pulgares masajear circularmente (Con p.m.c) los CHIN MING (1 de Vejiga. Lámina 7), bajar y .c los HING SHIANG (20 de Intestino Grueso. Lámina 2).

Seguir bajando al costado de los labios y por el cuello llegar a los CHI SH´ER(11de estómago)(Lámina3), hacer 6 veces.

19) Con p.m.c 9 veces los CHI SH´ER y por arriba de clavícula abrir dedos hasta la mitad de este hueso, donde están los CHUE PAENG(12 de estómago)(Lámina3).De ahí pasar a los CHIENCHIN(21 de Vesícula Biliar)(Lámina 11)al lado y afuera del anterior.

20) Con p.m.c los CHIEN U(15 de intestino Grueso. Lámina 2)localizados a 4 traveses de dedo por arriba del extremo interno del pliegue del codo.

21) Con p.m.c los CHI LIN(2 de corazón. Lámina 5) ubicados a 4 traveses de dedo por arriba del extremo interno del pliegue del codo.

22) Con p.m.c los CHI ZE (5 de pulmón. Lámina 1) en el centro del pliegue del codo.

23) Con p.m.c los SHO SAN LI(10 de Intestino Grueso. Lámina2) a 2 cm por abajo del extremo externo del codo.

24) Con p.m.c los TIEN JE( "Río del Cielo". fuera de Meri-diano) a 4 traveses de dedo por debajo del codo.

25) Con p.m.c los LIE CHUE (7 de pulmón. Lámina1), a 2 traveses de dedo por arriba del extremo externo y ante-rior de la muñeca.

26) Con p.m.c los NEI  (4 de intestino Grueso. Lámina2), en el dorso de la mano en la unión de la raíz del pulgar con la del índice.

27) Con p.m.c l JEUR KU(4 de intestino Grueso. Lámina 2) en el dorso de la mano en la unión de la raíz del pulgar con la del índice.

28) Con p.c.m el SHAN CHIEN (3 de intestino Grueso. Lámina 2) en la depresión que se toma con el puño cerrado, en la parte externa y superior dela raíz del dedo índice. Luego seguir por parte externa de este dedo hasta segunda falange y m.c. el AR CHIEN (2 de intestino Grueso. Lámina2) Continuar hasta el extremo del dedo en el ángulo externo de la uña y m.c el SHANG YANG (1 de intesino Grueso. Lámina 2)

29) Con p.m.c el LOU KUNG (8 de Sexualidad. Lámina 9) ubicado en el lugar que se toca al flexionar el dedo mayor sobre la palma de la mano.

30) Con ambas manos tomar la punta de los dedos que están formando el "pico de grulla" y apretarlos duraante 2 minutos.

31) Ver láminas de meridianos 1 y 2 para determinar localización.
Presionar fuerte con pulgares los siguientes puntos.
JEUR KU (4 de intestino Grueso. Lámina 2) y luego TAI YUAN(9 de Pulmón. Lámina1)

32) YANG SHI (5 de intestino Grueso)y YIN QU (8 de pulmón)

33) PIEN LI (6 de intestino Grueso)y LIE CHUEN (7 de pulmón)

34) WUENG LIU (7 de intestino grueso)y KONG ZUI (6 de pulmón)

35) SHAN LIEN(8 de intestino Grueso) y CHI ZE (6 de Pulmón)

36) SHAN LIEN (9 de intestino Grueso ) y JIA BAI (4 de pulmón)

37) SHOU SAN LI (10 de intestino Grueso)

38) TIAN FU, YUN MEN y ZHONG FU (3,2 y 1 de Pulmón) respectivamente.

39) Tomar con ambas manos la punta de los dedos de cada mano por separado y sacudir fuertemente el brazo.

## II) KAI CHI MEN
### "Abrir las puertas de la Energía"

1) En todos los casos la presión debe ejercerse en forma intermitente y su duración debe ser de 1 minuto.
Con la persona acostada colocar todos los dedos en una línea y presionar al unísono la línea media en REN MAI (meridiano de Vaso Concepción. Lámina 14) desde la garganta hasta el pubis.

2)    Con la punta de 5 dedos de una o dos manos  presionar internamente los puntos 22 a 18 de REN MAI (Lámina 14) ubicados sobre el esternón.

3)     También con punta de 5 dedos presionar 10 a 13 de REN MAI.

4)      Presionar luego sobre meridiano de Riñón (Lámina 8) en el 27 (SHU FU), 26(JUO CHUONG)y 25(SHENG TZANG) con 3 dedos de mano derecha y sobre 24 (LIN SHU), 23 (SHEN FUONG) y 22 (BU LANG) con 3 dedos de mano izquierda.

5)      Sobre meridiano de Estómago (Lámina 3) con 3 dedos presionar intermitentemente los puntos 13, 14 y 15(CHI JU, KU FA´NGy WU I)y 3 dedos de una misma mano por estar muy cerca entre sí.

6)      Sobre 20 de Bazo (Lámina 4. CHOU YUNG) en línea axilar anterior y en 1 y 2 de Pulmón (Lámina 1. ZHONG FU y YUN MEN) con 3 dedos de una misma mano por estar muy cerca entre sí.

7)         17,18 y 19 de Bazo (Lámina 4. SHI`DO, TIEN SHI Y SHUONG SHI`ANG)

8)      Terminar apoyando ambas palmas de manos sobre región anterior de tórax y abdomen, ejerciendo suave presión. Tansmitir nuestro CHI y masajear de arriba hacia abajo 9 veces.

9)      Levantar brazo del paciente sobre su cabeza y masajear también 9 veces de arriba hacia abajo desde axila hasta cadera. Primero de un lado y luego del otro.

### III)   KAI SHI MEN
**"Abrir las puertas de la sangre"**
Paciente acostado en decúbito dorsal (boca arriba)

1)         Con los LOU KUNG de ambas palmas presionar intermitentemente sobre meridiano de Riñón (Lámina 8) en los puntos 18 (SHI´R KUANG) Y 21 (IO MENG) pensando que en el momento de la presión pasa nuestra energía al interior del paciente.

2)      Sobre REN MAI (Lámina 14) con puntas de dedos presionar desde el 3 hasta el 12, los 10 juntos o separados de a 5.

3)      Con dedos pulgares presionar simultáneamente los 11 de

Hígado. Lámina 12. IN LIEN) en regiones in- guinales.

4)      Siempre con dedos pulgares presionar simultáneamente ambos puntos 10 de Bazo (Lámina 4. XUE JAI) en región inferior de muslo.

5)      En meridiano de estómago, (Lámina 3 )35 (ZU SAN LI) en pierna.

6)      SNA IN CHIO, los 6 de meridiano de Bazo.(Lámina 4)

7)      Sobre los YUNG CHUAN)1 de Riñón. Lámina 8) en ambas plantas de los pies.

8)      Tomar con ambas manos los dedos de los pies, presionar y soltar.

9)            Presionar, frotar, golpear con mano ahuecada y con nudillos en el trayecto de los meridianos de bazo e hígado (Láminas 4 y 12)

## IV)  KAI FUN MEN
**"Abrir las puertas del Viento"**
Posición, acostado en decúbito ventral( Boca abajo).

1) Sobre TUNG MAI (Lámina 13) con la punta de 4 dedos presionar progresiva e intermitentemente desde el 11 hasta el 57.

2)  En meridiano de Vejiga(Lámina 7) desde el 11 a 27, también con 4 dedos (meridiano ubicado a 2cm paralelo y por fuera de TUNG MAI).

3)  Siempre en el Meridiano de Vejiga, a 2 cm por afuera paralelo al anterior, presionar desde el 41 hasta el 52.

4)  Con paciente en decúbito dorsal, sobre meridiano de Vesícula Biliar (Lámina 11) presionar con un dedo sobre el 22 (YUAN YE) y otro en el 25 (CHIN WEN), primero a izquierda y luego a derecha.

5)  Boca abajo. Masajear, golpear, frotar (9 veces cada una) sobre meridiano de Vejiga (Lámina 7) desde el 11 hasta el 57.

6) Siempre boca abajo, flexionar piernas sobre muslos y con pulgares empujar. YUNG CHUA (1 de Riñón. Lámina 8) en plantas de pies.

7) Con ambas manos agarrar los pies y sacudir las piernas.

8) Flexionar fuerte piernas sobre muslos.

## EPÍLOGO

Este libro es tan sólo una aproximación a los infinitos tesoros acumulados durante milenios por la más antigua civilización existente.

El mensaje que surge de las múltiples técnicas y diversas disciplinas (respiratorias, posturales, de movimiento, meditación, etc), es siempre el mismo: nuestra salud, nuestro bienestar, el pasar por este mundo de modo pleno, fructífero, longevo y saludable; es un asunto demasiado importante para dejarlo en manos ajenas.

Por ello se enfatiza en que es responsabilidad de cada uno el guardar, conservar y desarrollar hasta la plenitud su propia salud y armonía interna, renovándose contínuamente para regresar a la naturaleza origi-nal:"Olvida las palabras y conserva tu esencia", dice un antiguo proverbio Chino.

El retorno consciente a la fuente misma de la fuerza primordial (Chi), hace que todos los actos de la vida sean impregnados por ella. Este soplo vital deberá ser cui-dado, conservado como un tesoro evitando derrocharlo inútilmente para que la vida pueda llegar a ser larga y creativa.

Estas disciplinas ayudarán a reunificar toda la energía que habitualmente está dispersa y se malgasta. El primer efecto será una sensación de bienestar en todo el cuerpo, que pronto se acompañará por el mental y aún el espi-ritual.

En el desarrollo de estas prácticas se deberá tener como base importante el lograr que el chi (energía) permanezca en el Tan Tien, unido con el pensamiento (Shing), por lo que el cuerpo conseguirá así un óptimo estado de salud.

La antigua medicina china dice que Shing( pensamiento) es Li, fuego y que Sheng,(espíritu vital) es K`an, agua que está en la zona de los riñones. Una excesiva acumulación de la misma provocará enfermedades, por lo que el Taoismo preconiza estas prácticas especiales para evitar la consiguiente anormalidad; al igual de lo que sucede con un descontrolado incremento del fuego en la región cardíaca.

La primera parte de este adiestramiento (Kung Fu) consiste en concentrar el fuego del Shing (pensamiento) en el Tan Tien para calentar llegando al punto superior de la cabeza. Pai Hue Shue (coronilla) y desde allí de-scenderá por todo el cuerpo, renovándolo con la nergía vital que se crea en cada instante. Se producirá una verdadera transformación, una transmutación del cuerpo. Antiguamente se decía que este entrenamiento (kung Fu) hace crecer al hombre el equivalente del grosor de una hoja de libro. Al cabo de mucho tiempo de energía, se habrá llegado a la culminación de la práctica.

La segunda parte del adiestramiento está dividida en tres etapas diferentes:

A)     lien Chin Jua Chi: el principio vital que fecun-da (embrión), se transfroma en Chi (energía).

B)     Lien Chi Jua Sheng: La energía (embrión) se transforma en Espíritu.

C)     Lien Sheng Jua Shu: El espíritu se transforma en Vacío.

Lao Tse en el Tao Te Ching recomienda:"Ser suave como un bebé recién nacido. Los niños y los brotes son débiles y flexibles, los viejos y los árboles son rígidos y duros. "Insiste en volverse como un bebé., retroceder para vivir más años y más plenamente".

# INDICE POR ENFERMEDADES

## A

Artrosis y artritis: de codo.

Artrosis y artritis: de rodilla.

Artrosis y artritis: de hombro.

Adenopatías(ganglios)de cuello.

Asma bronquial:

Alergia (estado catarral):

Aretriosclerosis coronaria:

Arteriosclerosis parte superior del cuerpo:

## B

Bronquitis:

Bazo:

## C

Cabeza, Despejar

Cabeza, Dolor

Dolor localizado en sienes y frente

Cerebral, tejido; elasticidad, salud

Cansancio:

Corazón:

Cardíaca, Insuficiencia

Circulación sangre y Chi

Circulación Chi por brazos

Circulación Chi por abdomen

Circulación Chi por hígado y bazo

Codos:

Codo de tenista

Cintura, dolor

ciática:

Columna vertebral

Contracturas musculares

Conjuntivitis

Constipación intestinal

# D

Defensas, organismo

Dolor de brazos, hombros

Dolor intercostal

Dolor de cintura

Dolor menstrual(dismenorreas)

Dientes: evitar caídas

( circulación encías;  gingivitis;  piorrea)

Digestión lenta

Dispepsias

## E

Edemas de piernas

Enfriamiento de piernas

Enfisema

Epilepsia

Estómago

Energía vital(otroga por falta debido a abusos o congénita):

Energía: desblloqueo en estómago, pulmones e hígado.

Energía: incremento en meridianos Yang:

## F

Frio y viento del cuerpo, saca:

Fuego del cuerpo:

Fiebre:

Fatiga:

# G

Gastritis

Hígado: da salud

Hígado: Trastornos

Hígado: circulación de energía

Hipertensión arterial

Hipotensión arterial

Hernias de disco(cervicales y lumbares)

# I

Intestinales, enfermedades

Intestino, constipación

Insolación

# J

Jaqueca

# M

Meridiano tae Ma: desbloqueo

Meridiano estómago y Vejiga

Merdiano Triple Recalentador

Merdiano Vaso Gobernador(Tung Mai)

Meridiano Vaso Concepción(Ren mai)

Menstruación, trastornos

Meteorismo, opresión diafragmática

Meniscal, síndrome

# N

Neurosis

Neurosis de angustia, depresiva

Nervios, sedante

Náuseas

Neurosis de angustia, depresiva

Nervios, sedante

Náuseas

# O

Ojos: Enfermedades

( Fatiga Visul,;  Visión borrosa;  Miopía;

Oído, otitis:

Hipoacusia(sordera):

Organos, cinco , de energía:

# P

Parálisis facial:

Pie, dolores en plants:

Piernas, paresias (parálisis)

Pasrestesias (hormigueos)

   fuerza,  energía

Pecho, opresión

Parestesias nocturnas (hormigueos)

Pulmón: salud

Pulmón: limpieza de secreciones

Pulmón: Patología roncopulmonar

# R

Riñón, flujo de energía

Resfríos estacionarios

Rodilla, patología de

# S

Sinusitis

Sangre extravasada (hematomas)

Sexualidad: (impotencia)

Shock

Síncope

Stress

# T

Térmica, regulación

Tendinitis (codo)

Traqueobronquitis

# U

Ulceras gastroduodenales

# V

Vesícula biliar
Viento y calor, saca

# Y

Yin Yang,equilibrio

En occidente, se fuerza la curación con terapéuticas agresivas, que si bien logran la mejoría en corto tiempo, provocan, a menudo la aparición de otras enfermedades(Iotrogenia). En tanto que Oriente, en el tratamiento que propone, busca una adaptación suave a los principios naturales.

El centro de esta recopilación es el análisis y desarrollo de un antiguo tratado que incluye técnicas de masajes, digitopuntura, respiración energética y meditación, llamado también "Método budista para nutrir el espíritu vital y alcanzar una sana longevidad".

Incluye láminas con el recorrido de los meridianos. Con el manejo consciente de la energía vital, cada ejercicio        es analizado en su forma de actuar, en cuanto a los e-fectos que produce para la optimización de la salud y la prevención y cura de las enfermedades.


¡Espero que le halla sido de gran utilidad!

Siempre será de agradecer, una buena puntuación y un lindo comentario.¡Muchas gracias!